# Außergewöhnlich!

## Ein Buch für Kinder mit seltenen Krankheiten

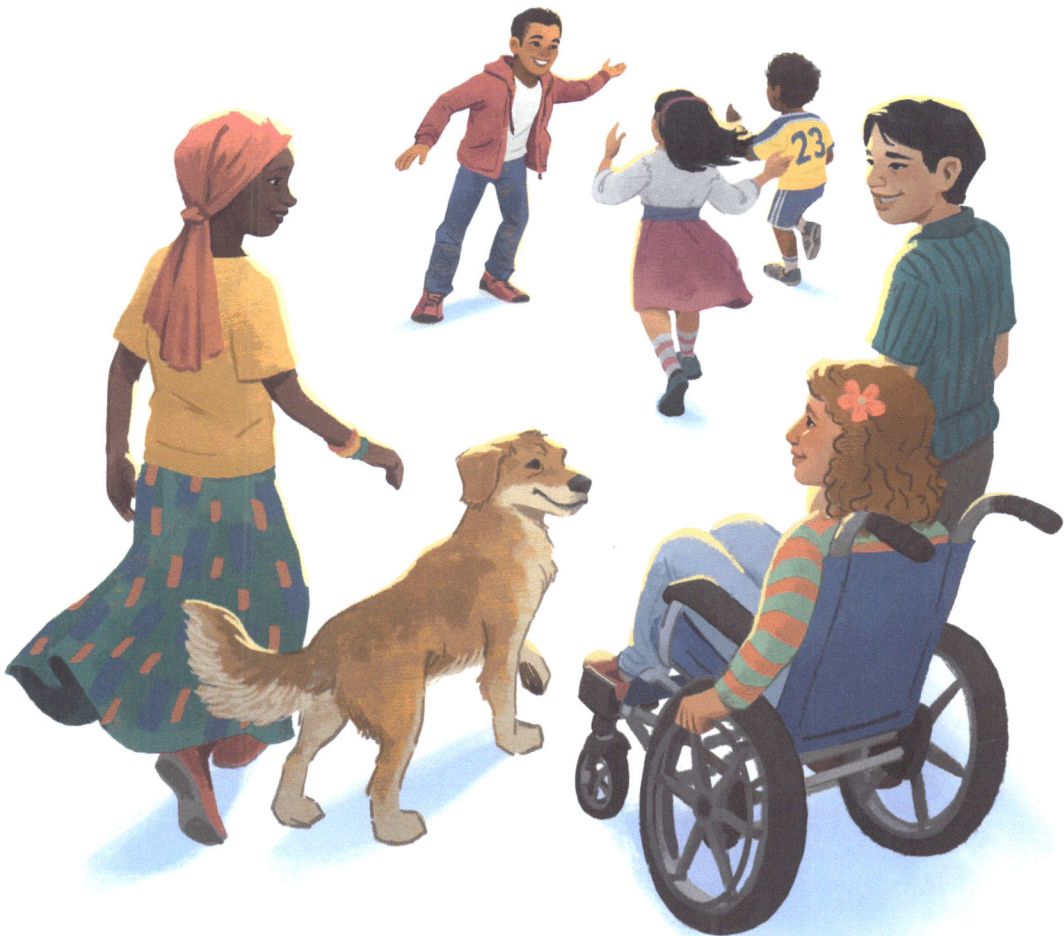

Von **Evren** und **Kara Ayik**

Illustrationen von **Ian Dale**

Dieses Buch wurde für Kinder auf der ganzen
Welt geschrieben, die an seltenen Krankheiten
leiden, und zur Erinnerung an die Kinder
mit seltenen Krankheiten, die ihre irdische
Reise bereits abgeschlossen haben.

Wir sind alle eine Familie.

Übersetzung vom Englischen ins Deutsche als Geschenk für
Kinder mit seltenen Krankheiten und ihre Familien von Andrea
Hofmann-Miller, Übersetzung, und Patricia Berger, Lektorat,
Middlebury Institute of International Studies at Monterey

AUSSERGEWÖHNLICH!
Ein Buch für Kinder mit seltenen Krankheiten
Herausgegeben von Kara A. Ayik

www.rarediseasebookforkids.com

Text © 2021 Evren & Kara Ayik
Illustrations © 2021 Ian Dale

ISBN (Paperback): 978-1-7360344-1-5
ISBN (Hardcover): 978-1-7360344-2-2

German Edition 2021

# Hallo! Ich heiße Evren, und meine Mama und ich haben dieses Buch für dich geschrieben.

**Du und ich, wir sind ganz besondere Menschen.** Es gibt niemanden auf der Welt, der genauso ist wie du oder ich. Auch wenn jemand denselben Namen hat wie du oder genauso aussieht wie du, ist niemand auf der Welt ganz genauso wie du. Jeder Mensch auf der Welt hat seine eigene, ganz besondere *Identität*.

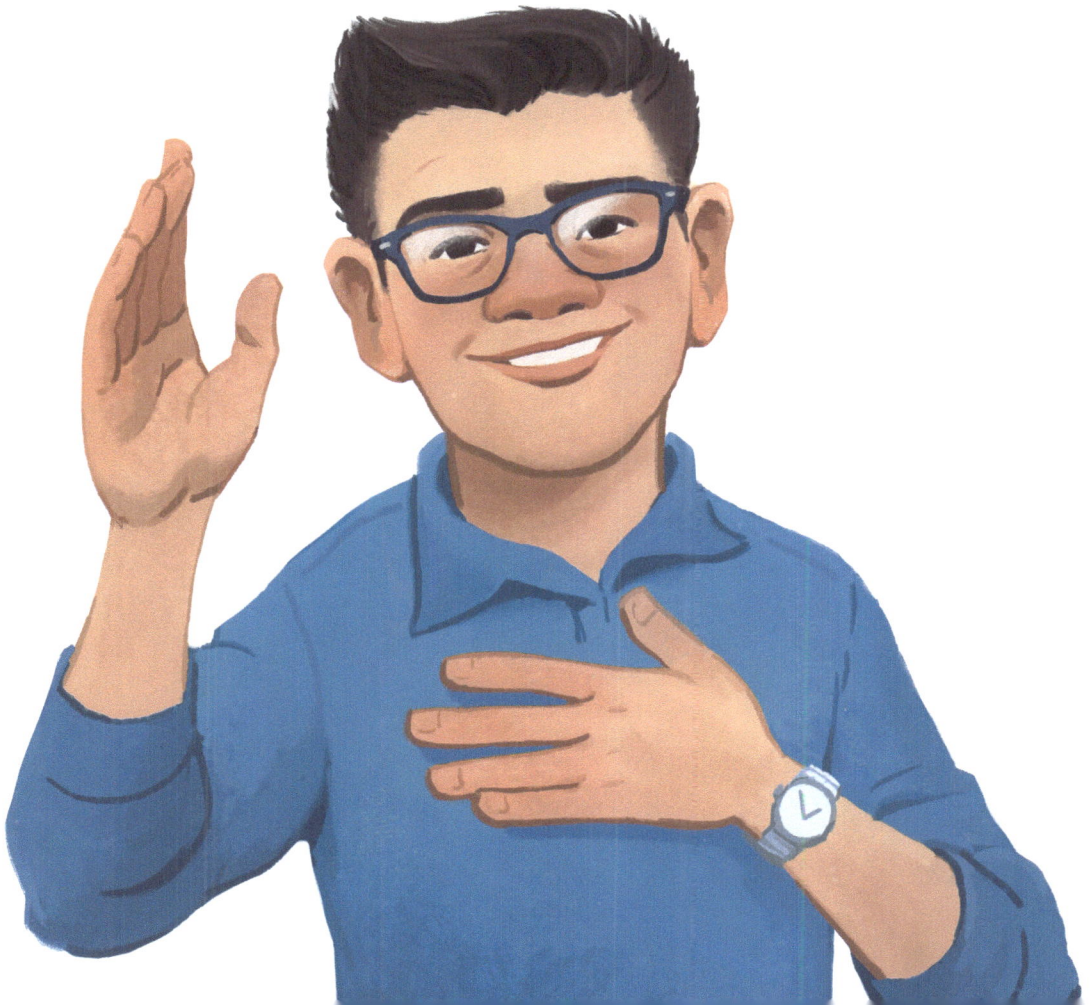

**Meine Identität macht *mich* zu der Person, die ich bin, und *dich* zu der Person, die du bist.** Identitäten sind wie ein Puzzle und haben viele Teile. Ein Puzzle besteht aus vielen verschiedenen Teilen, die alle miteinander ein wunderschönes Bild ergeben.

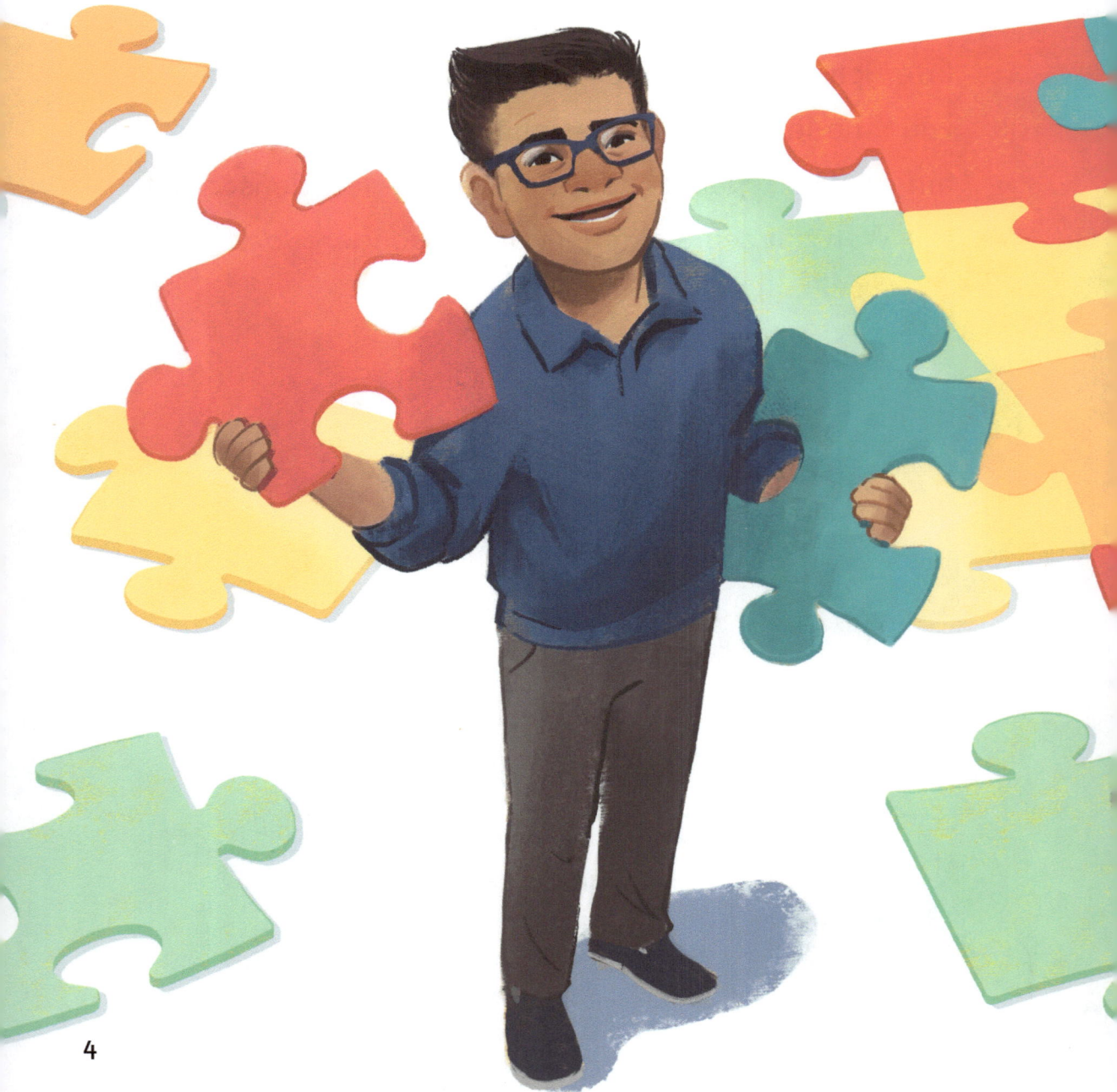

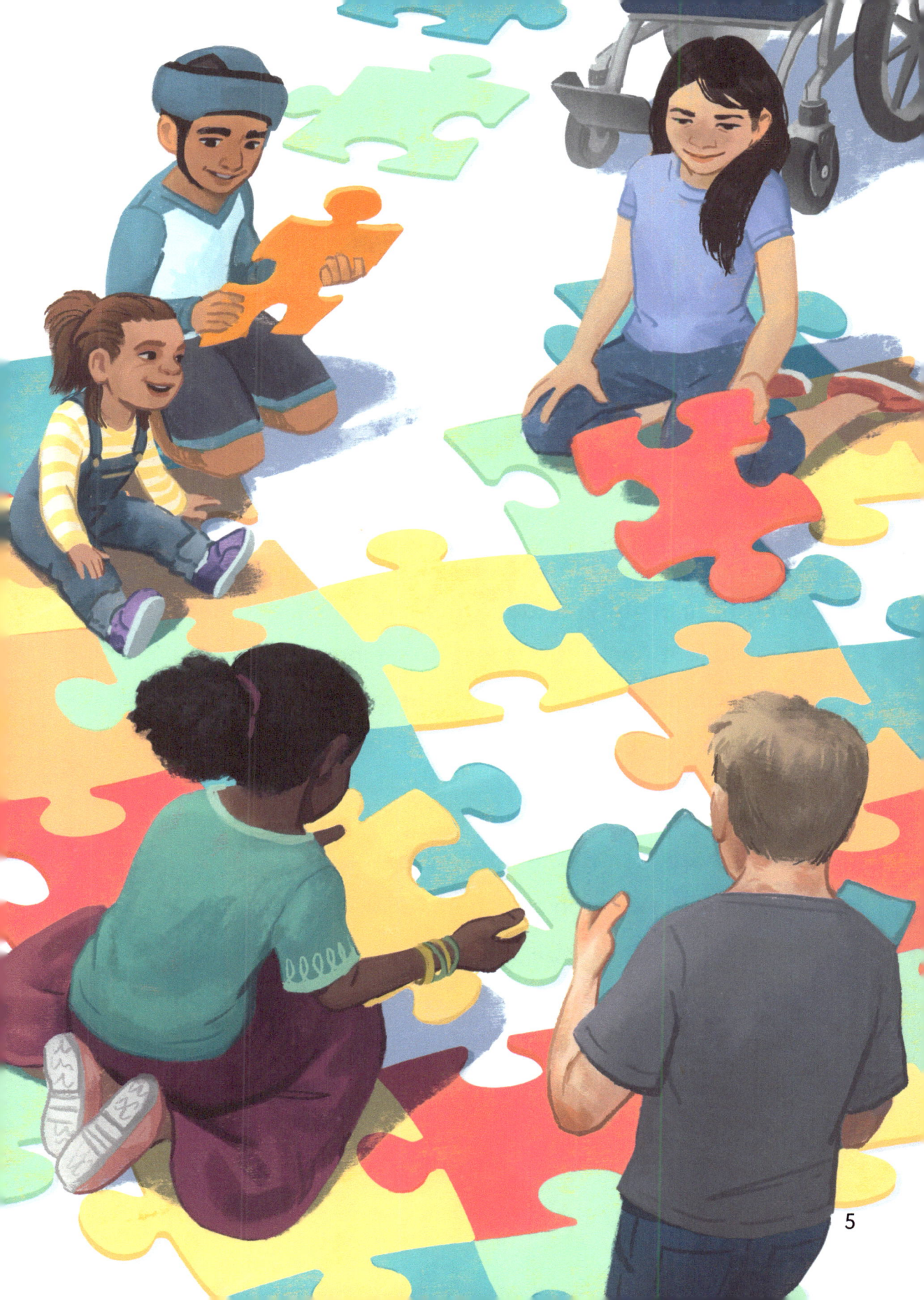

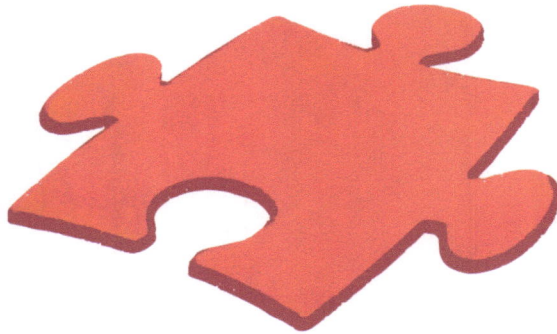

**Ein Teil unserer Identität ist unser *Charakter*.**

Bist du eher ruhig und gut gelaunt wie ich? Oder bist du laut und aktiv? Liest du gerne ein Buch oder sammelst du Sticker? Treibst du gerne Sport, bastelst du gerne oder hörst du gerne Musik?

Unsere Vorlieben und unsere Ausdrucksweise sind Teil unseres Charakters. Aber genauso wie ein Puzzle aus unterschiedlichen Teilen besteht, besteht auch unser Charakter aus verschiedenen Teilen, die als *Charaktereigenschaften* bezeichnet werden. Wenn man lustig, schüchtern oder aktiv ist, sind das alles Charaktereigenschaften.

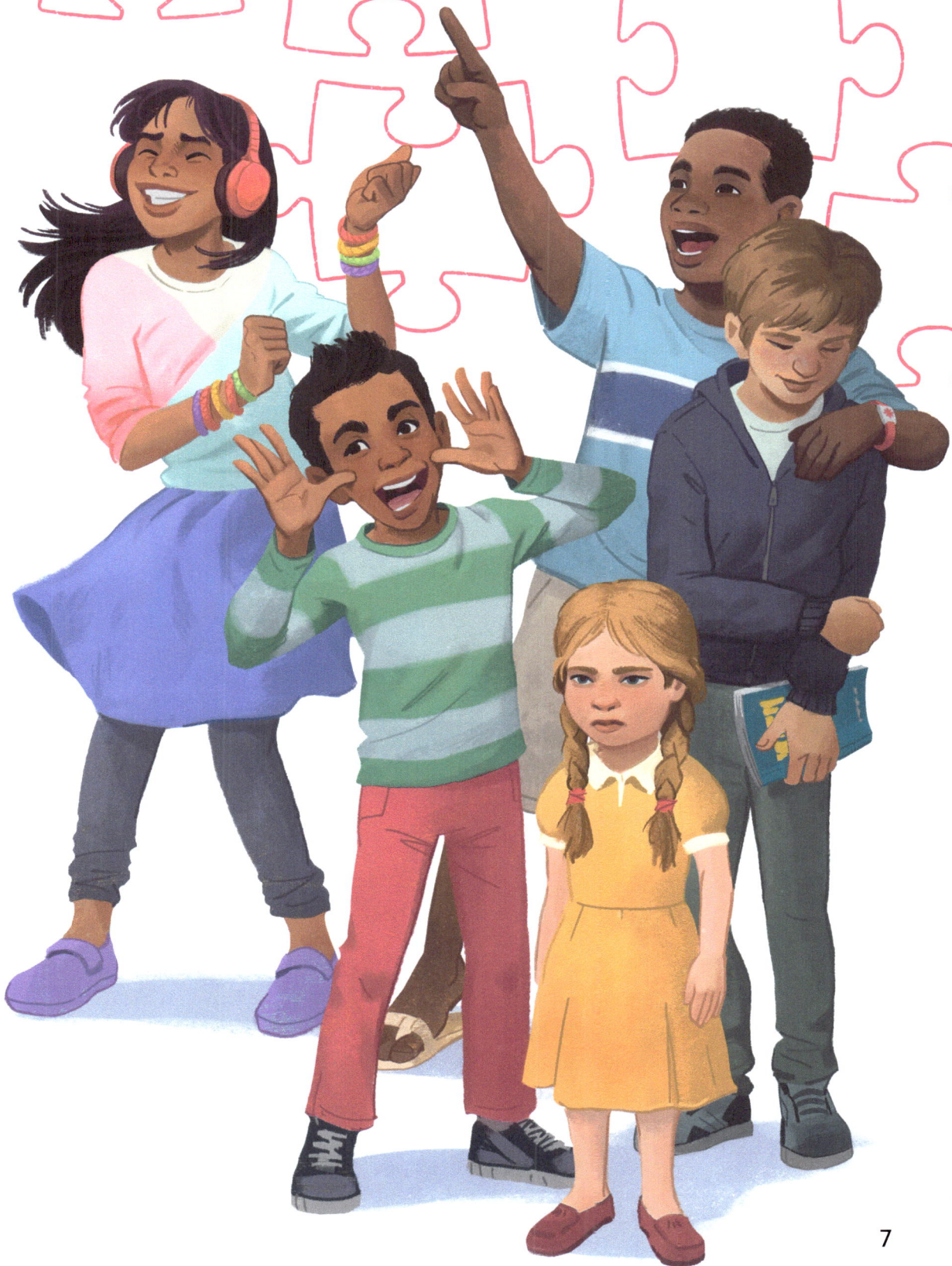

**Andere Teile unserer Identität sind zum Beispiel unsere Talente und Fähigkeiten, die ich auch *Begabungen* nenne.** Manchmal wissen wir nicht, welche Begabungen wir haben, aber wir alle haben welche, auch du. Vielleicht brauchst du ein bisschen länger, um deine Begabungen zu erkennen, obwohl du wahrscheinlich ohnehin schon weißt, dass du welche hast.

Bastelst oder singst du gerne? Fühlen sich Tiere oder kleine Kinder in deiner Nähe wohl? Bist du gut in der Schule? Eine meiner Begabungen ist mein großartiges Vorstellungsvermögen und viele sagen, dass ich ein großes Herz habe!

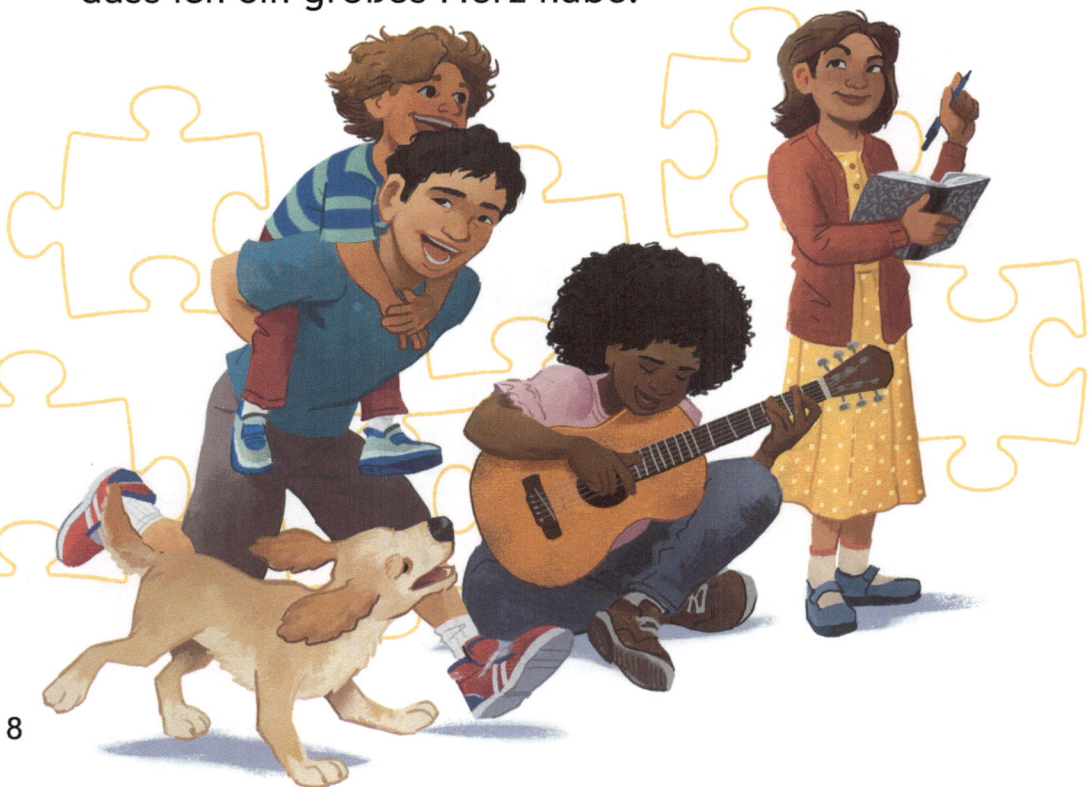

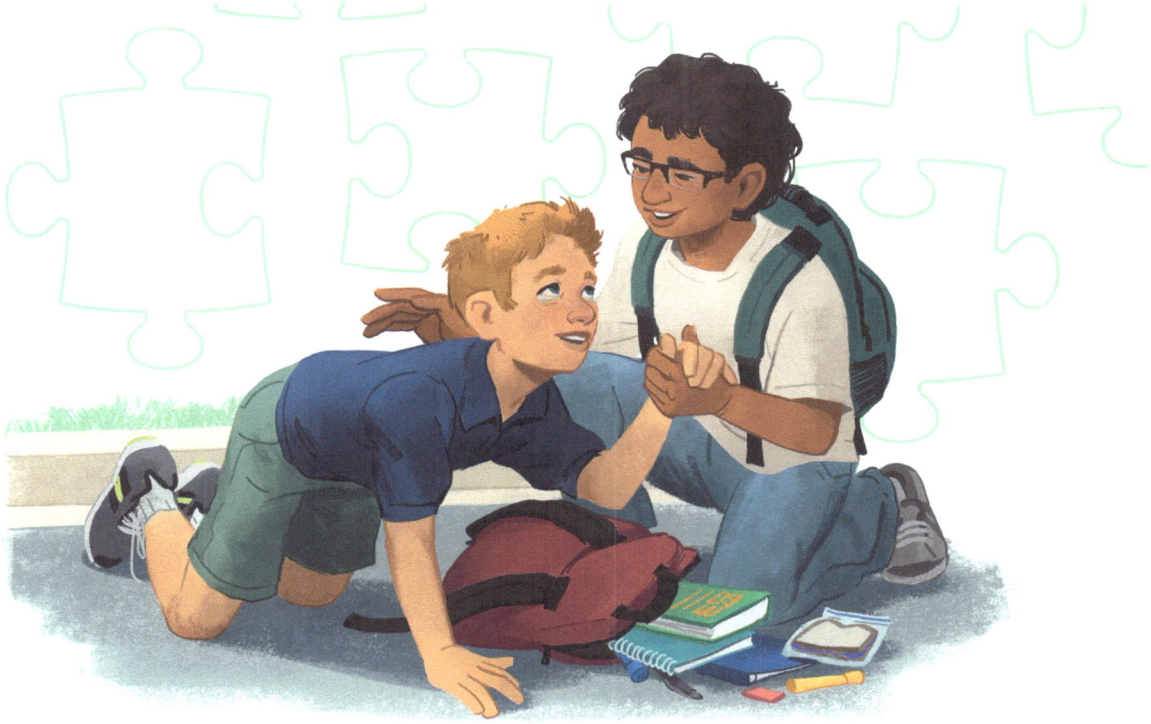

**Andere Teile unserer Identität sind
Charakterstärken.** Charakterstärken sind die
Stimmen unseres Herzens und unseres Verstandes,
die bestimmen, wie wir denken, wir wir uns verhalten
oder wie wir handeln. Manchmal werden wir mit
Charakterstärken geboren, aber wir können sie
auch von unseren Familien, unseren Lehrern und aus
unseren Erfahrungen lernen.

Drei meiner Charakterstärken sind Geduld,
Herzlichkeit und Aufrichtigkeit. Diese Qualitäten
helfen mir zu entscheiden, was ich sage und was ich
tue, wie zum Beispiel, dass ich anderen immer meine
Hilfe anbiete und dass ich nie etwas nehme, was mir
nicht gehört.

**Unser Aussehen ist Teil unserer Identität.** Keine andere Person auf der Welt sieht genauso aus wie du. Auch wenn du ein eineiiger Zwilling bist, hast du trotzdem dein eigenes *Aussehen*.

Ich habe braune Haare und hellbraune Augen. Meine Wimpern und Augenbrauen sind dicht und dunkel. Wie siehst du aus? Hast du rote Haare oder schwarze Haare? Vielleicht hast du braune Augen? Oder blaue?

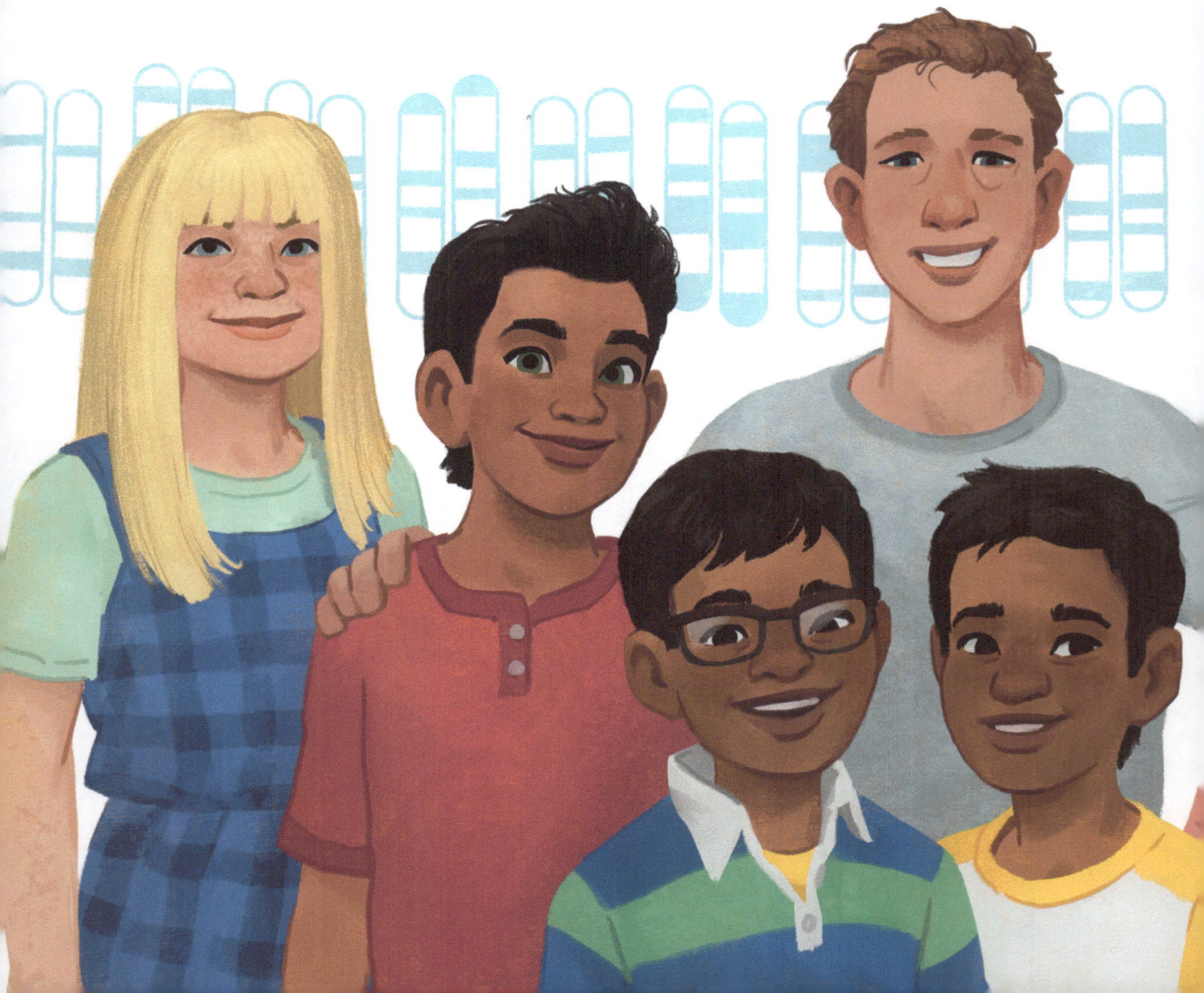

# Hast du dich jemals gewundert, warum wir alle anders aussehen?

**Unsere Gene, oder die Anleitung, die unserem Körper mitteilt, wie wir aussehen sollten und wie unser Körper funktionieren sollte, sind auch unterschiedlich.** Wusstest du, dass keine andere Person auf der Welt dieselben Fingerabdrücke hat wie du? Der Grund dafür ist die Entwicklung unserer Gene und Körper, die bereits vor unserer Geburt beginnt.

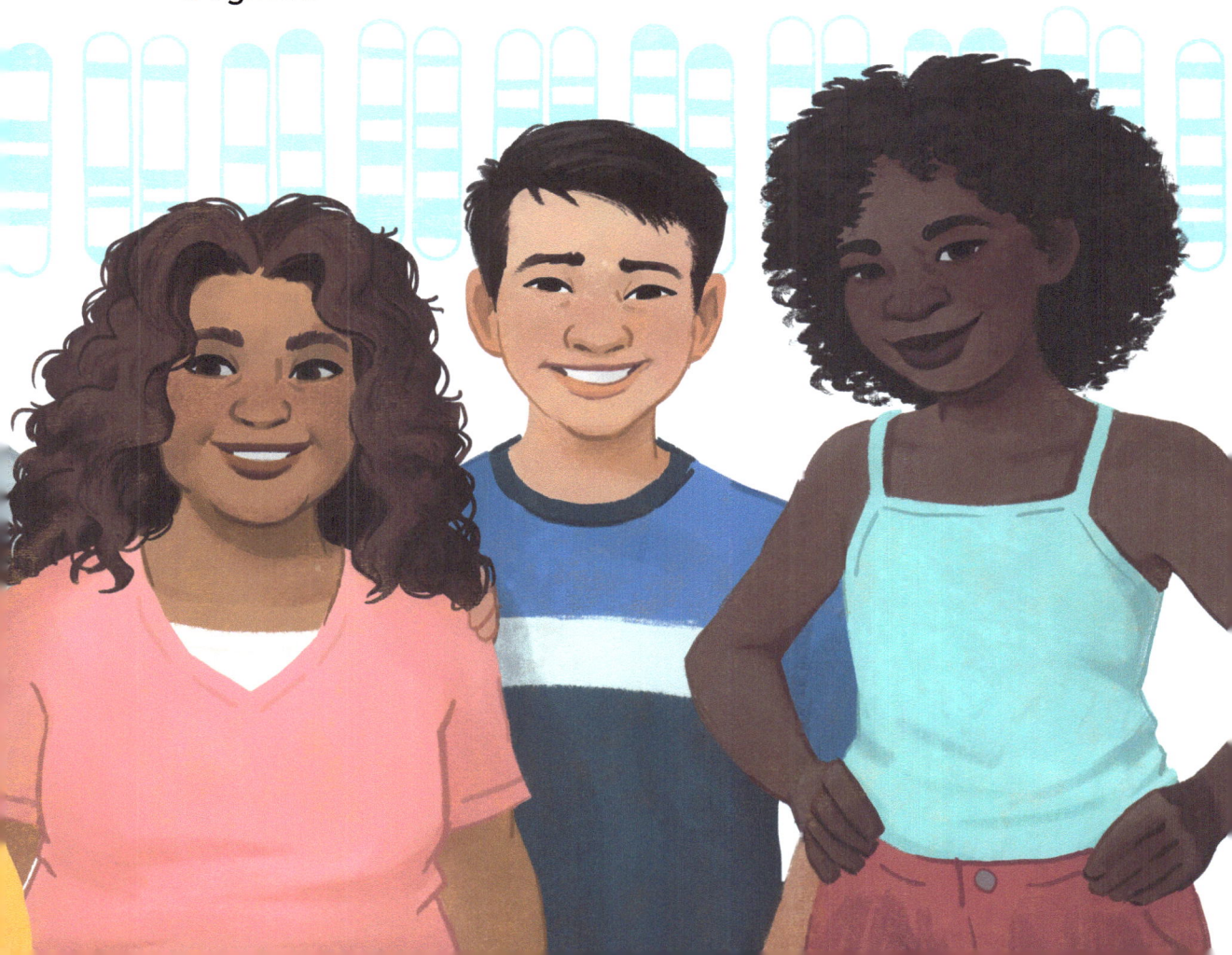

**Manchmal ändern unsere Gene die Anleitung, die normalerweise für unsere Körper gilt, und daher haben einige von uns eine seltene Krankheit.**
Eine seltene Krankheit ist eine Krankheit, an der nur wenige Menschen auf der Welt erkranken. Es gibt viele verschiedene Krankheiten, die als seltene Krankheiten bezeichnet werden. Meine seltene Krankheit heißt ASMD. Wenn man ASMD hat, kann der Körper einen bestimmten Fetttyp nur schwer abbauen.

Was ist deine seltene Krankheit? Kannst du sie richtig aussprechen und mit einfachen Worten erklären?

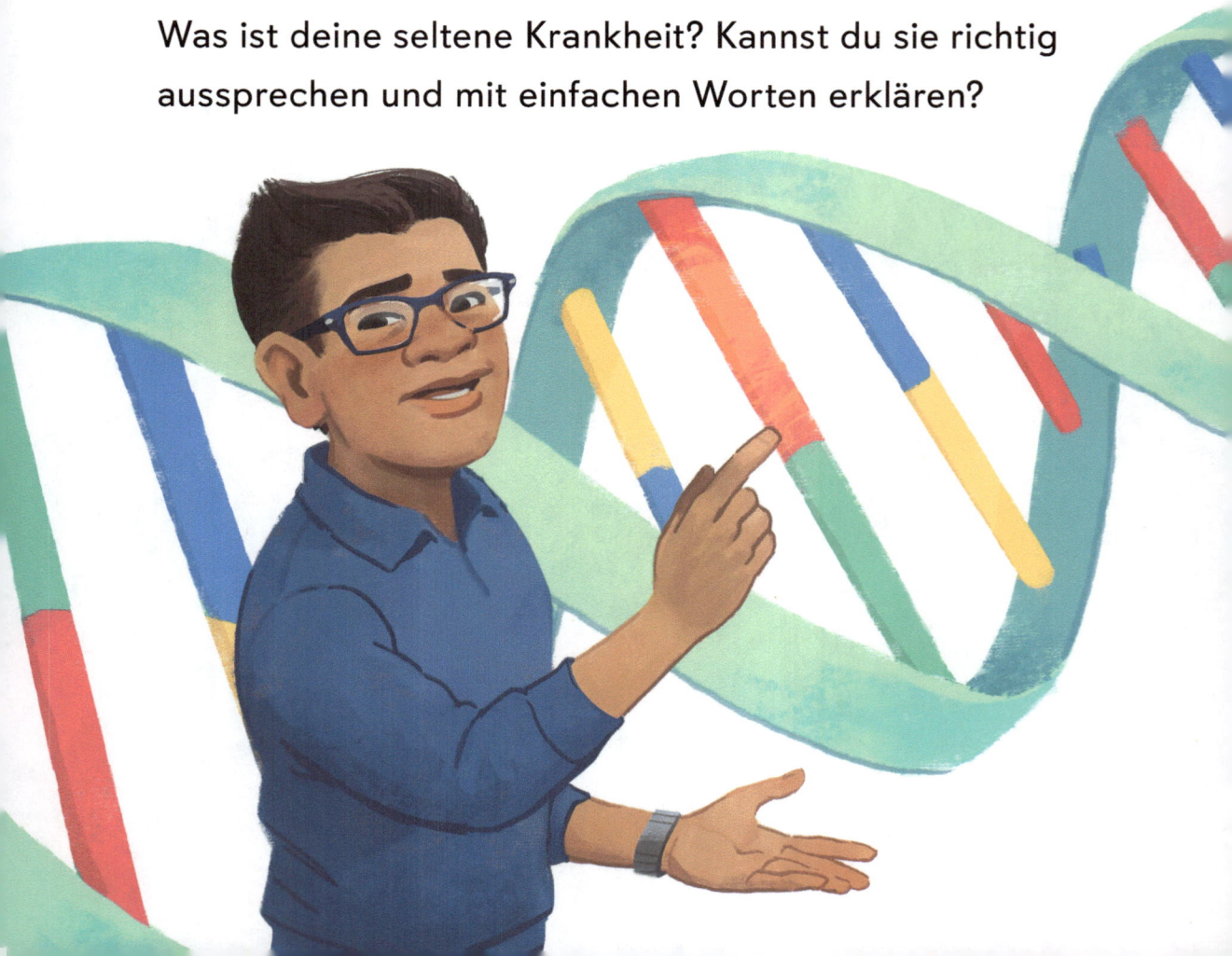

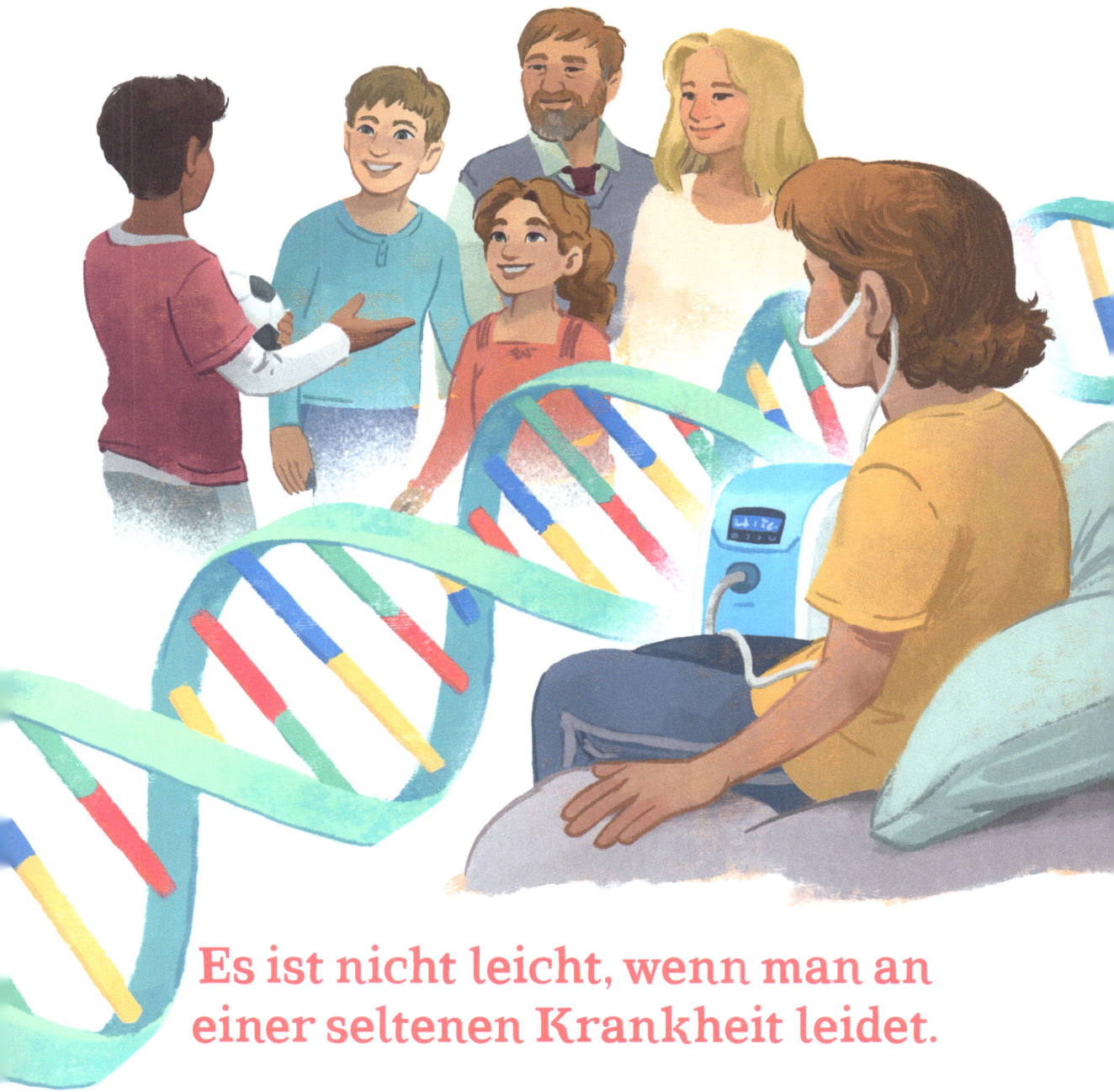

# Es ist nicht leicht, wenn man an einer seltenen Krankheit leidet.

Manchmal ist man die einzige Person in der Familie, die an dieser Krankheit leidet, und wir kennen niemanden, der an derselben seltenen Krankheit leidet. Daher kann man sich einsam fühlen. Man kann das Gefühl haben, dass niemand auf der Welt unser Leben versteht.

**Manchmal führt eine seltene Krankheit dazu, dass unser Körper anders funktioniert und wir Hilfsmittel benötigen, wie eine Brille, ein Hörgerät, Gehhilfen, Sauerstoff (Luft zum Atmen) oder einen Rollstuhl.**

Es kann auch sein, dass wir verschiedene Arzneimittel nehmen müssen, wie Tabletten, Spritzen und Infusionen. Einige Kinder müssen ins Krankenhaus.

Als ich aufwuchs, brauchte ich eine Brille und Tabletten, Vitamine und Physiotherapie, damit meine Arme und Beine beweglicher wurden. Ich musste oft zum Arzt gehen und Tests machen lassen. Das hat mir überhaupt keinen Spaß gemacht! Es machte keinen Spaß, nicht in die Schule gehen zu können und ständig gepiekst zu werden, wenn ein Bluttest gemacht wurde.

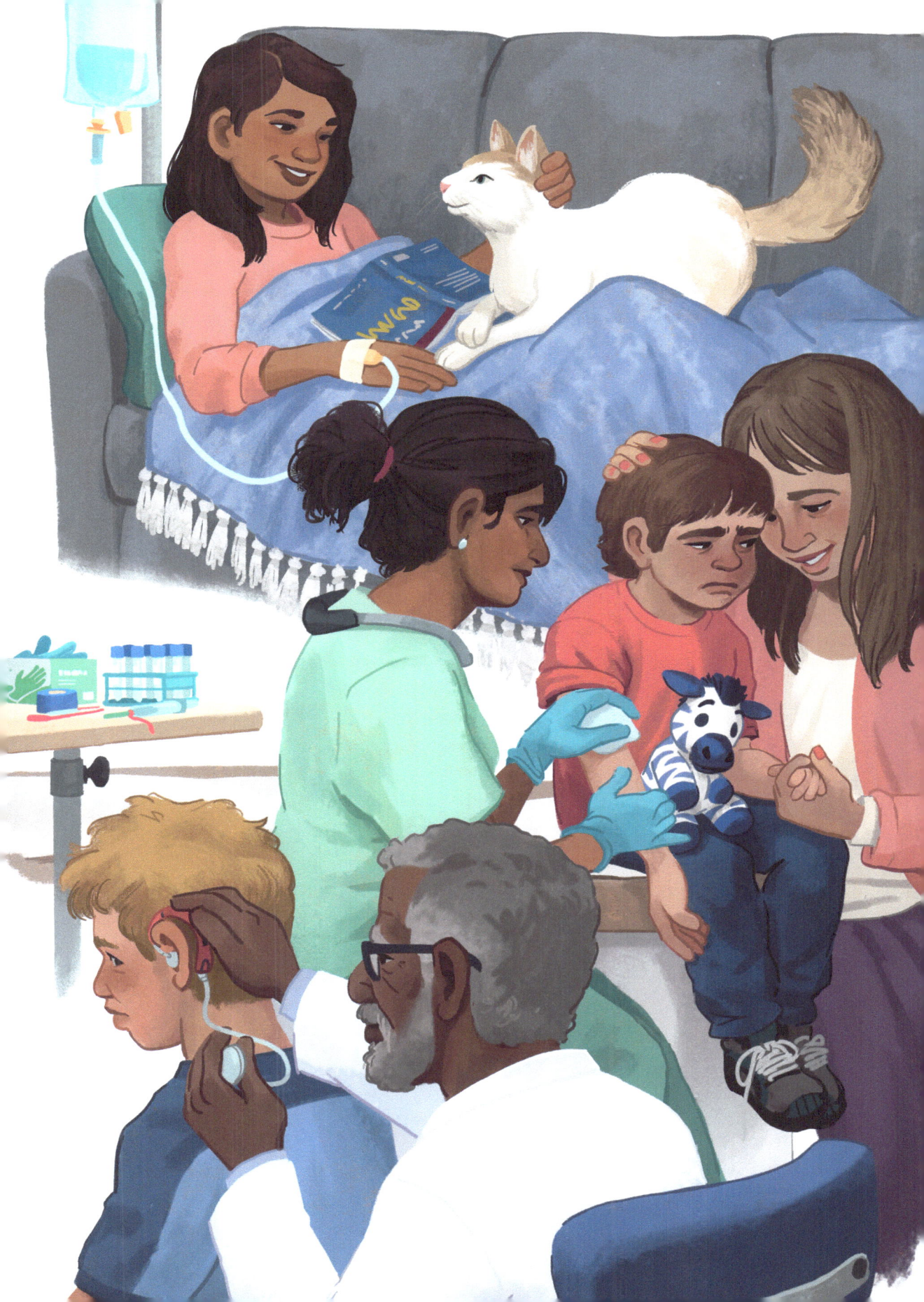

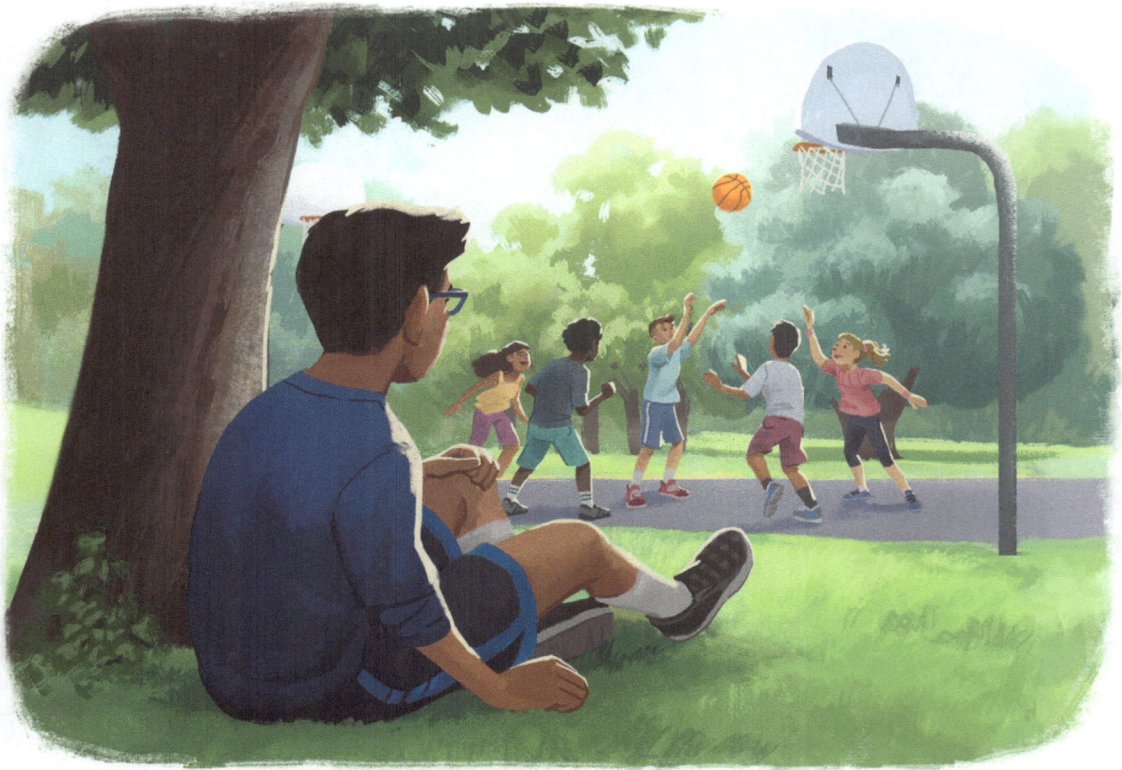

**Diese Hilfen, Teste und Klinikbesuche können frustrierend sein.** Manchmal träumen wir davon, dass wir gar nichts brauchen, damit unser Körper besser funktioniert. Wir träumen vielleicht davon, dass wir genauso sind wie andere Kinder, die an keiner seltenen Krankheit leiden, oder dass wir einfach so sind wie unsere Geschwister. Manchmal war ich auf meinen Bruder neidisch, der nicht an einer seltenen Krankheit leidet. Er konnte Sport treiben und hatte immer viele Freunde. Warst du schon mal wie ich neidisch auf jemand Anderen, oder hast du dir schon mal gewünscht, keine seltene Krankheit zu haben?

**Wenn Menschen sehen oder erfahren, wie uns unsere seltene Krankheit beeinflusst, wie zum Beispiel, dass unser Gesicht und unser Körper anders aussehen oder dass wir Medizin oder Hilfen brauchen, reagieren sie unterschiedlich.** Sie können neugierig sein, aber auch verwirrt, besorgt oder sogar ängstlich.

Warst du schon mal neugierig? Oder etwa verwirrt, besorgt oder ängstlich? Die Antwort lautet wahrscheinlich „Ja". Wir alle haben diese Gefühle von Zeit zu Zeit. Vielleicht, wenn wir etwas Neues erleben, das wir nicht vollkommen verstehen oder sofort akzeptieren.

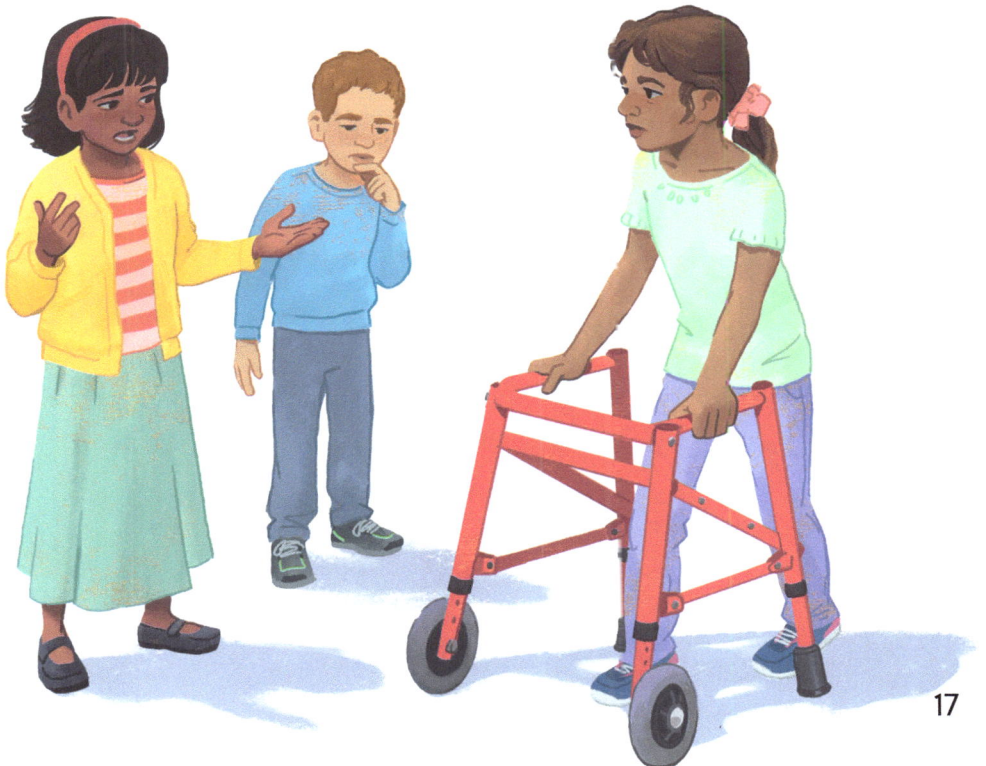

**Wenn Kinder, Teenager oder sogar Erwachsene neugierig, verwirrt, besorgt oder ängstlich sind, kann es vorkommen, dass sie ihre Gedanken oder Gefühle auf eine Art und Weise ausdrücken, die unsere Gefühle verletzt.** Ihre Worte und ihr Verhalten können uns weh tun, auch wenn sie es nicht so meinen. Manchmal können Menschen auch richtig gemein sein, wenn sie sich dadurch stärker fühlen. In so einem Fall muss man immer daran denken, dass diese Menschen den Wert deiner ganz eigenen und wunderbaren Identität nicht sehen können und nicht verstehen.

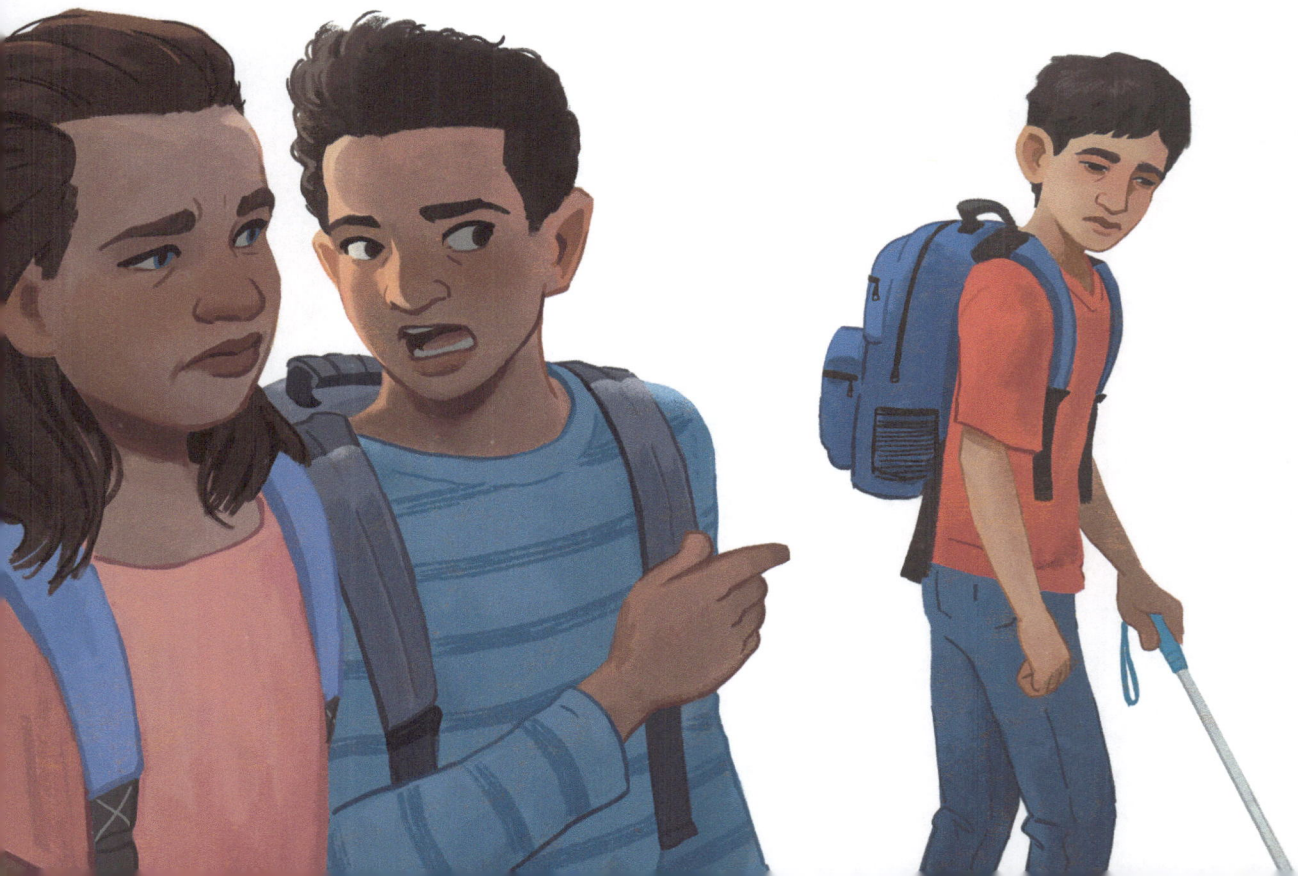

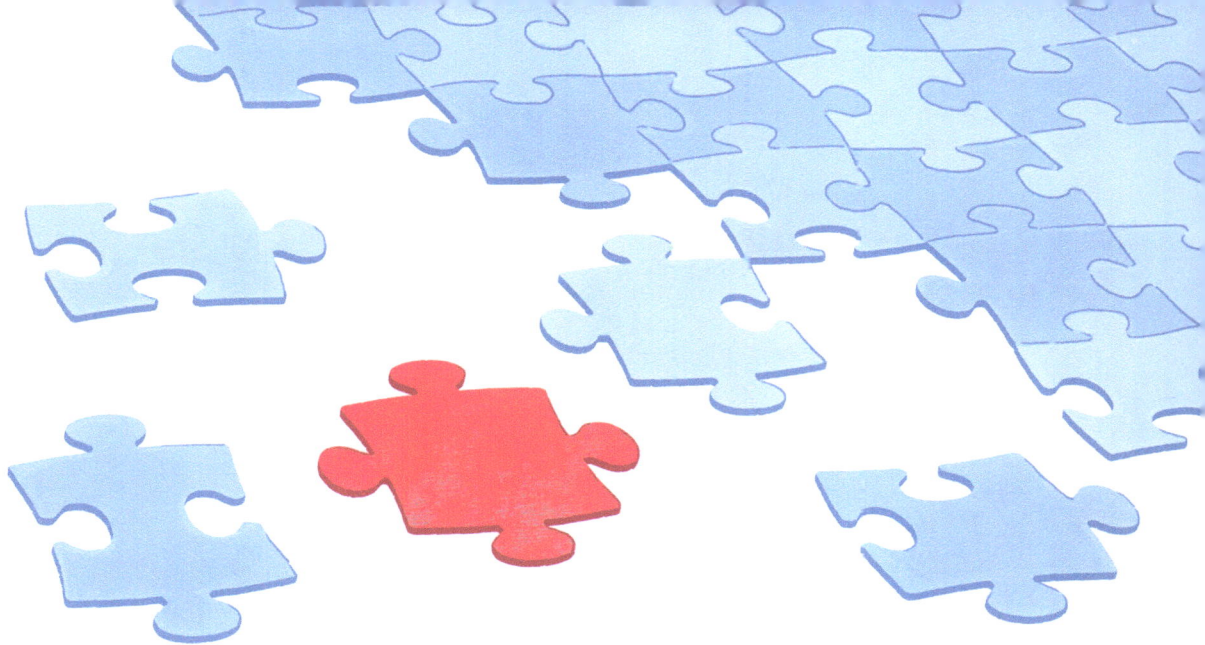

**Manche Menschen verstehen auch nicht, dass unsere Identitäten aus verschiedenen Teilen bestehen und dass sie niemals eine Person kennenlernen werden, die genauso ist wie du oder ich.** Menschen bemerken und achten auf Dinge, die anders sind. Daher kann es vorkommen, dass sie sich auf einen einzigen Teil unserer Identität konzentrieren, wie zum Beispiel unsere seltene Krankheit. Das ist so, als würde man sich nur ein einzelnes Puzzle-Teil ansehen und nicht das ganze Puzzle-Bild.

Du kannst anderen Menschen dabei helfen, die anderen Teile deiner Identität zu entdecken, wie zum Beispiel die Aktivitäten, die dir Spaß machen oder deine Begabungen.

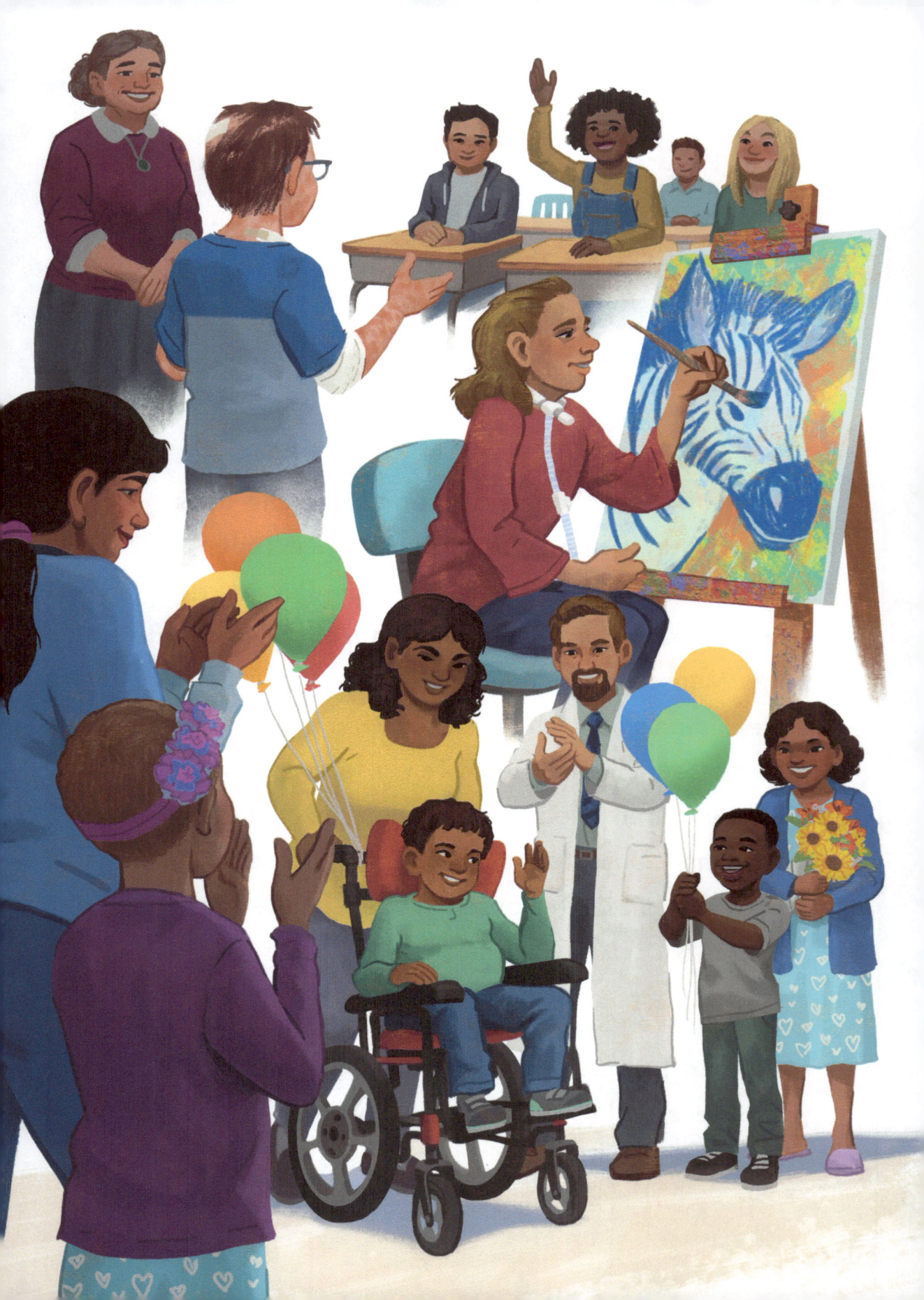

**Das überrascht dich vielleicht, aber wusstest du, dass jeder Mensch, der an einer seltenen Krankheit leidet, und sogar ein Kind mit einer seltenen Krankheit, ein „Lehrer" sein kann?** Weil wir eine seltene Krankheit haben, können wir das Leben auf eine Art und Weise sehen und erleben, die anderen verschlossen bleibt, und wir können Erwachsenen und Kindern beibringen, was es bedeutet, Mensch zu sein.

Wir können ihnen zum Beispiel beibringen, was es bedeutet, mutig, geduldig und stark zu sein. Wir können ihnen auch viel über den menschlichen Körper beibringen und ihnen erklären, wie unsere Körper anders funktionieren. Aber das Beste ist, dass du und ich die Macht haben, Menschen zu inspirieren und sie zum Lachen oder ihnen Freude zu bringen.

**Wusstest du, dass wir dank unserer seltenen Krankheit die Fähigkeit haben, unsere Talente und Charaktereigenschaften auf eine fantastische Art und Weise zu entdecken und weiterzuentwickeln?** Ich habe zum Beispiel gelernt, dass ich vor großen Gruppen von Erwachsenen sprechen kann, als ich damit begann, über mein Leben mit einer seltenen Krankheit zu sprechen.

Und, obwohl ich schon immer nett war, hat mir meine seltene Krankheit viel über Mitgefühl beigebracht und auch darüber, dass man sich um die Bedürfnisse und Gefühle anderer Menschen kümmern muss. Die zahlreichen Arzttermine und Tests haben mich stärker gemacht.

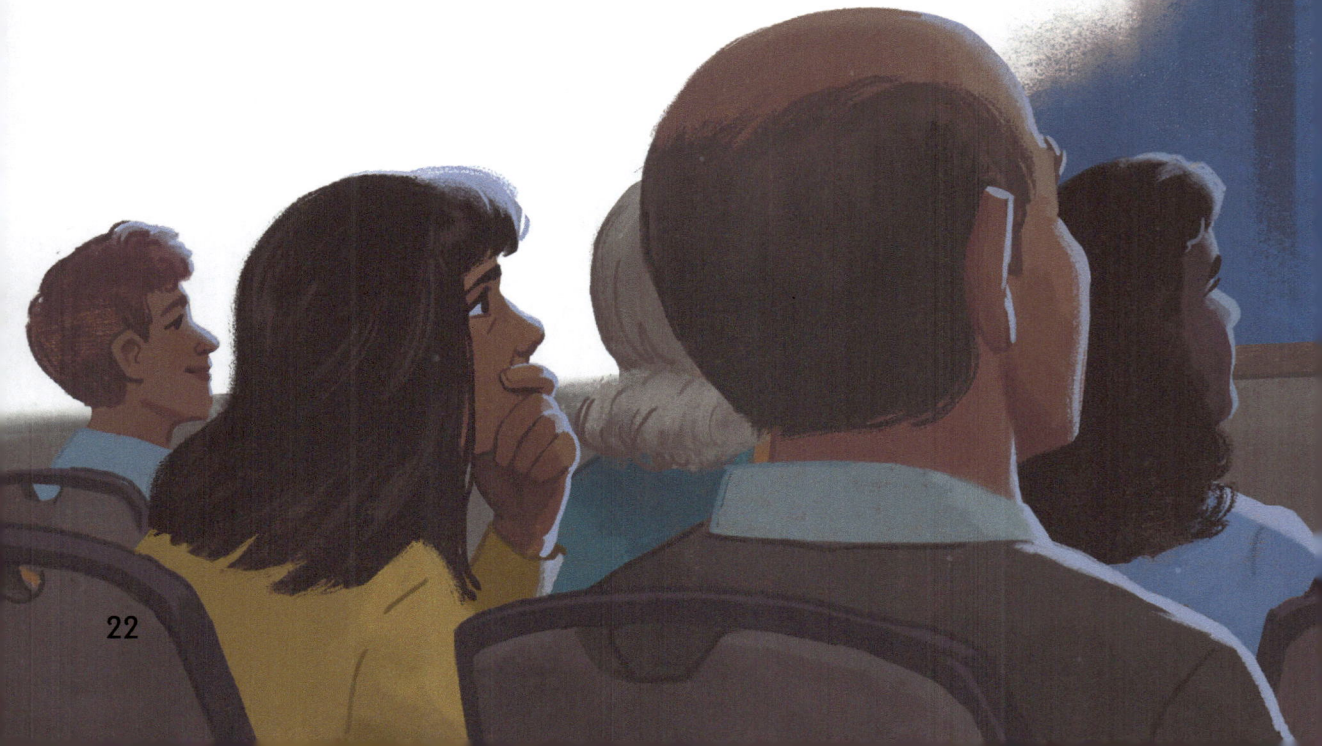

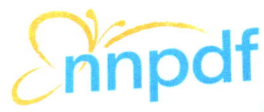

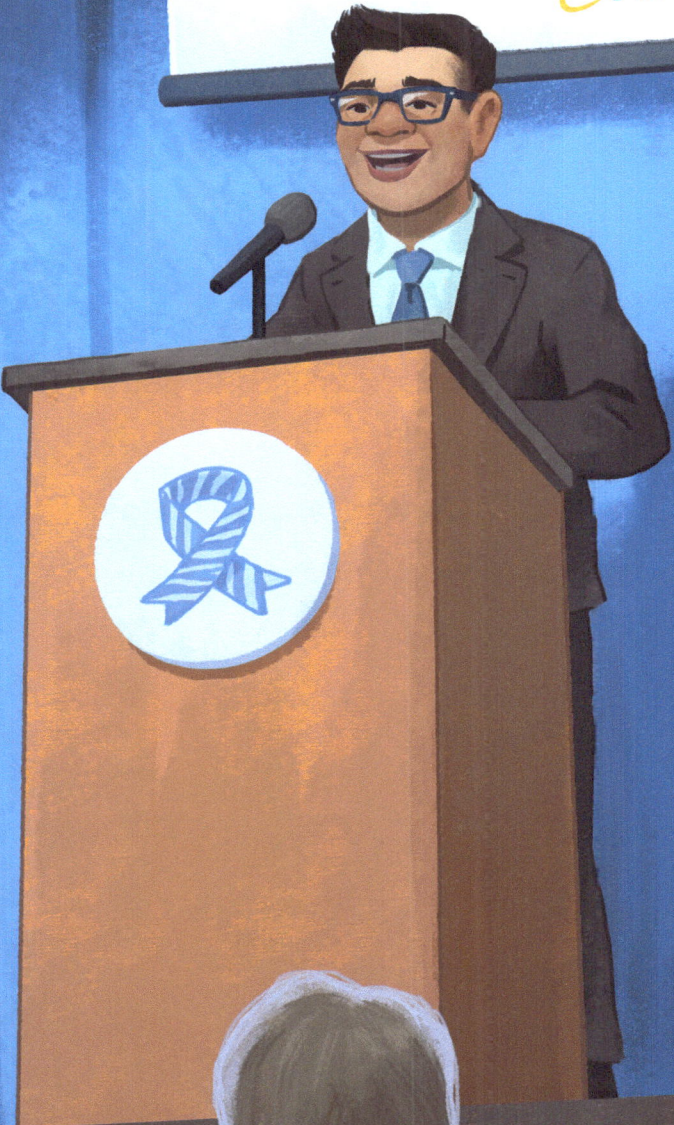

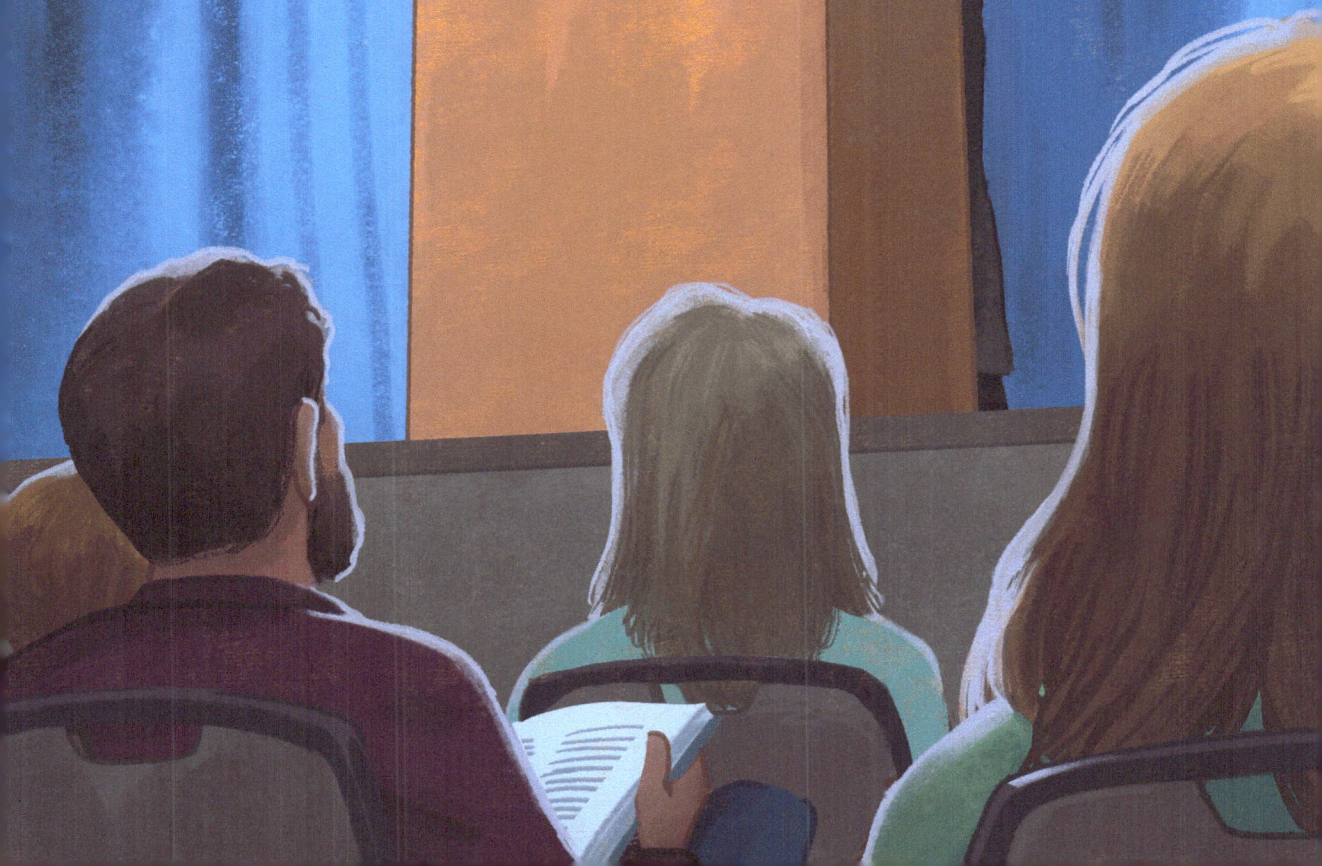

Ich muss zugeben, dass ich mich als Kind wegen meiner seltenen Krankheit auch manchmal einsam gefühlt habe, aber als ich älter wurde lernte ich, dass es auch andere Kinder und Erwachsene auf der Welt gibt, die an meiner seltenen Krankheit leiden.

Ich habe ein paar von ihnen persönlich kennengelernt und andere über das Internet. Wenn du mit deiner Familie im Internet suchst, findet ihr wahrscheinlich eine Organisation, die dir dabei helfen kann, andere Kinder mit deiner seltenen Krankheit kennenzulernen.

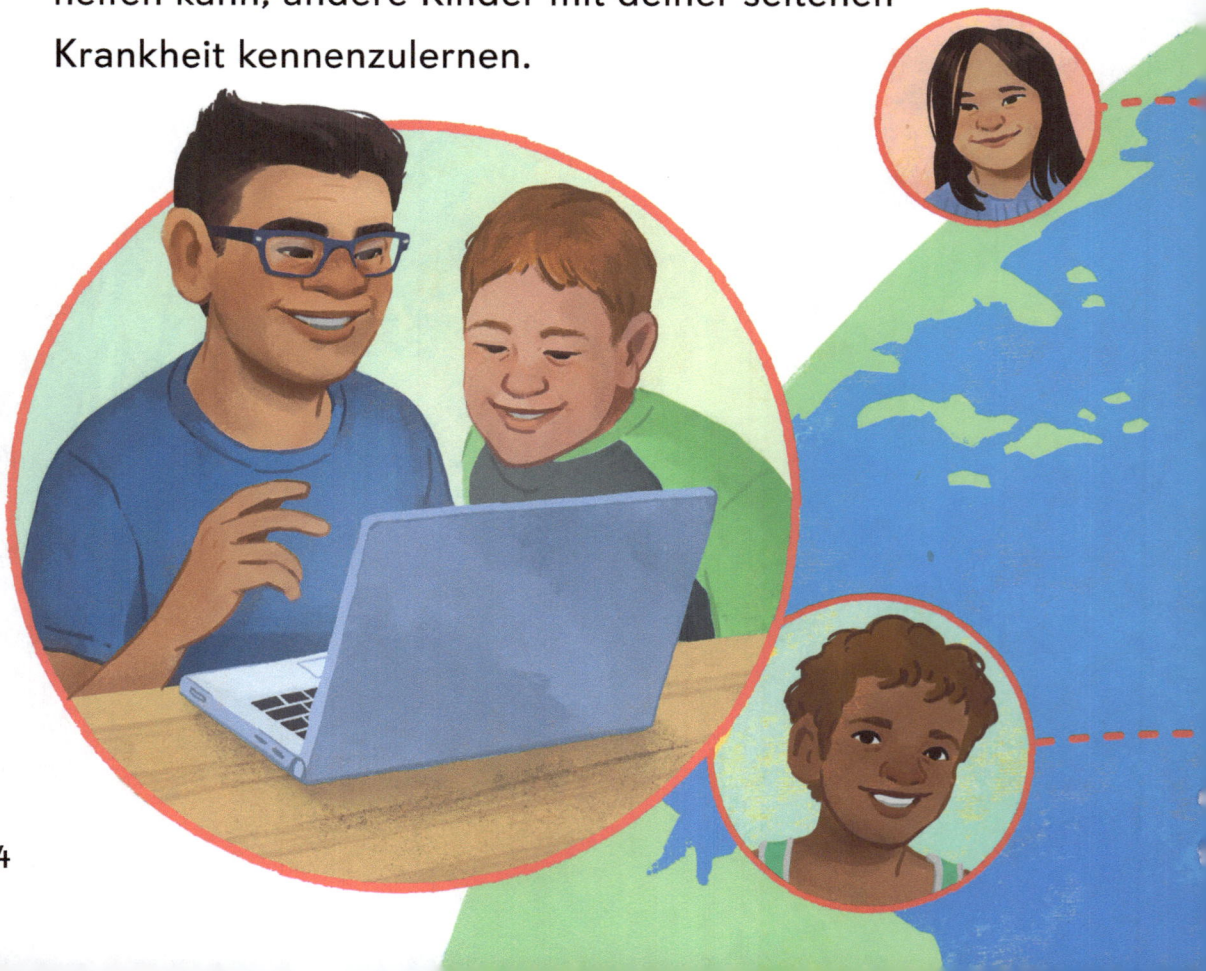

Es kann auch vorkommen, dass du Kinder kennenlernst, die unter einer anderen seltenen Krankheit leiden, aber trotzdem deine Gedanken und Gefühle verstehen. Deine neuen Freunde leben möglicherweise in anderen Ländern auf der ganzen Welt. Das ist etwas Tolles!

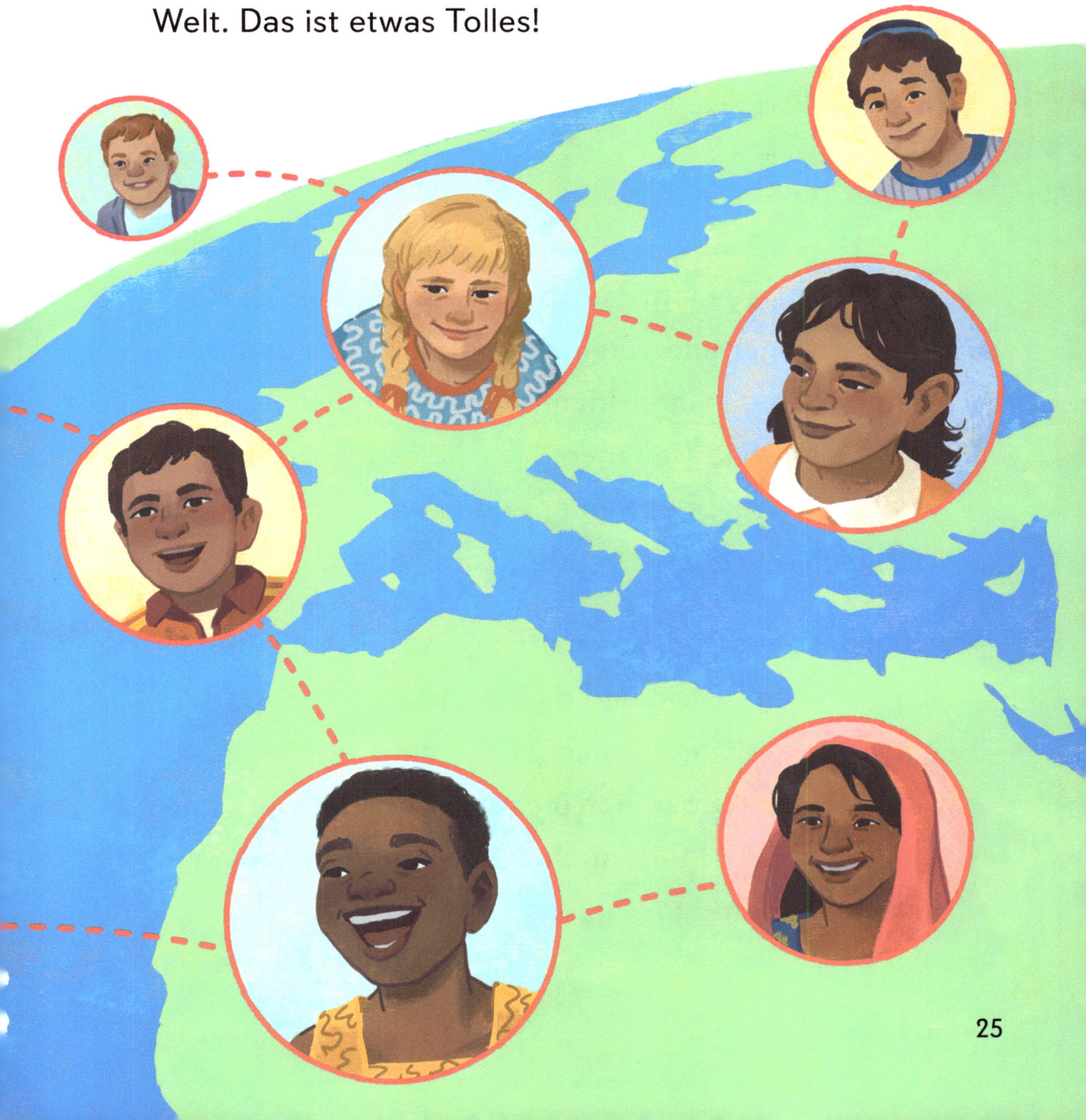

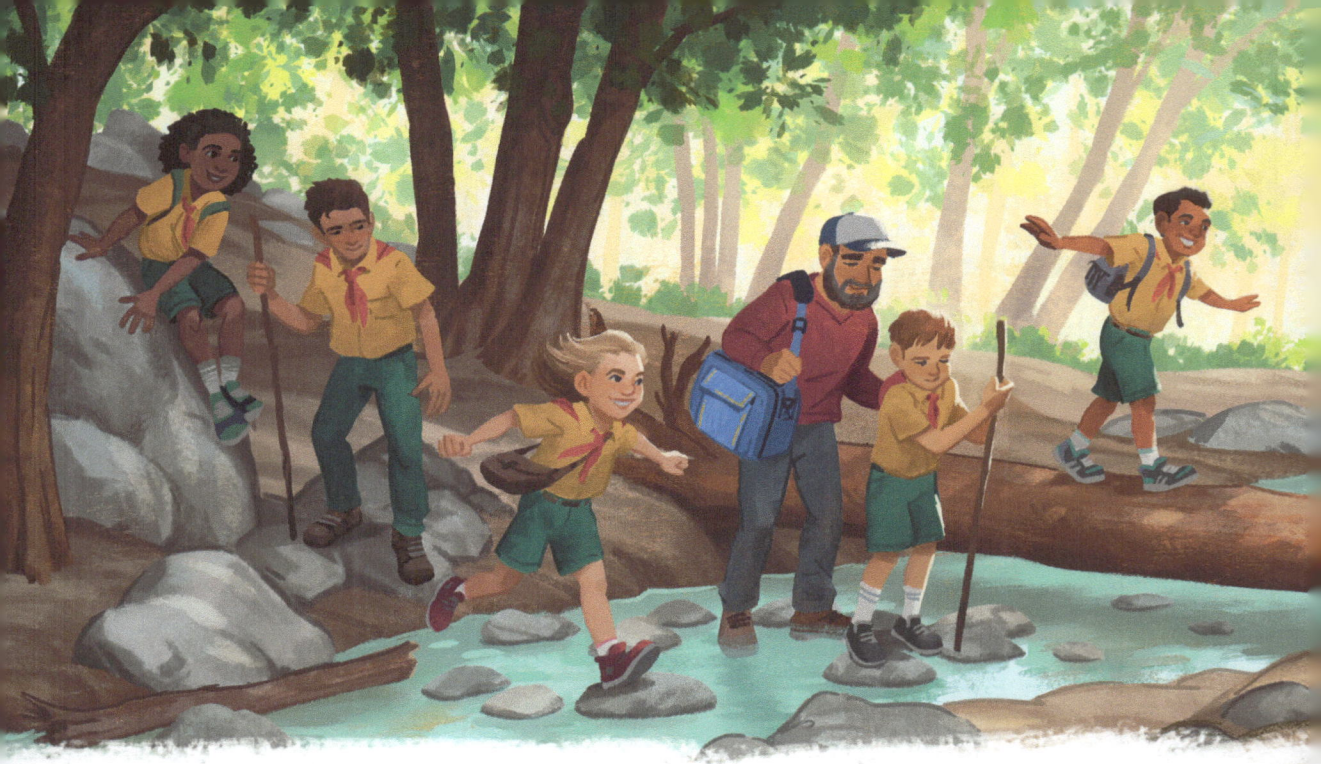

Als ich zum Teenager wurde, lernte ich, dass es andere Kinder und Teenager gibt, die auch deutliche Unterschiede in ihrer Identität haben, obwohl sie nicht unter einer seltenen Krankheit leiden. Ich lernte auch, dass es Kinder und Erwachsene gibt, die Unterschiede eher akzeptieren als andere.

Ich habe neue Freundschaften geschlossen, indem ich Vereinen beitrat und meine Talente teilte. Und eines Tages fühlte ich mich nicht mehr so einsam. **Denke daran, dass sich jeder Mensch irgendwann einmal einsam fühlt, auch wenn er nicht an einer seltenen Krankheit leidet.**

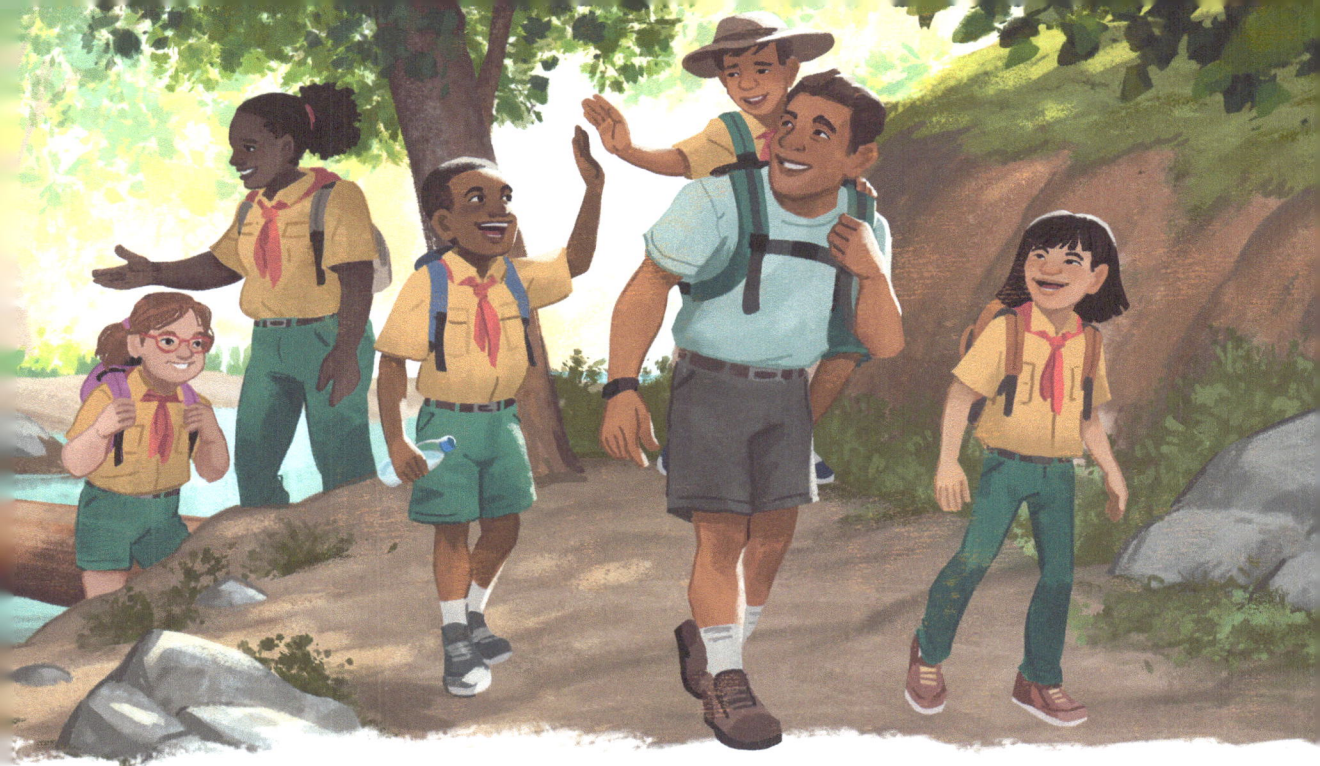

**Aber eines solltest du immer in deinem Leben haben, und das ist *Spaß*! Nur weil du unter einer seltenen Krankheit leidest, bedeutet das nicht, dass du viel Zeit und Energie verschwenden solltest, immer daran zu denken.** Du musst auch nicht nur zusehen, wie andere Kinder Spaß haben. Mit guter Planung und ein wenig Mut können du und die Erwachsenen in deinem Leben dir dabei helfen, an diesem Spaß teilzuhaben.

Mir machen Schatzsuchen, Campen, Skateboarding und Fußballspiele Spaß. Was macht dir Spaß? Es gibt wahrscheinlich Aktivitäten, die dir Spaß machen, und es werden sogar noch mehr werden, wenn du dich auf neue Abenteuer begibst.

Ich hoffe, dass dir unser Buch dabei hilft, immer daran zu denken, dass du dank deiner einzigartigen Identität eine ganz besondere Person bist! Und dass du nicht nur eine besondere Person bist, weil du unter einer seltenen Krankheit leidest. Millionen Menschen auf der Welt leiden unter einer seltenen Krankheit.

Du bist eine besondere Person, weil du eine einzigartige Identität hast, die aus vielen Teilen besteht, und eine seltene Krankheit ist nur ein einziges Teil.

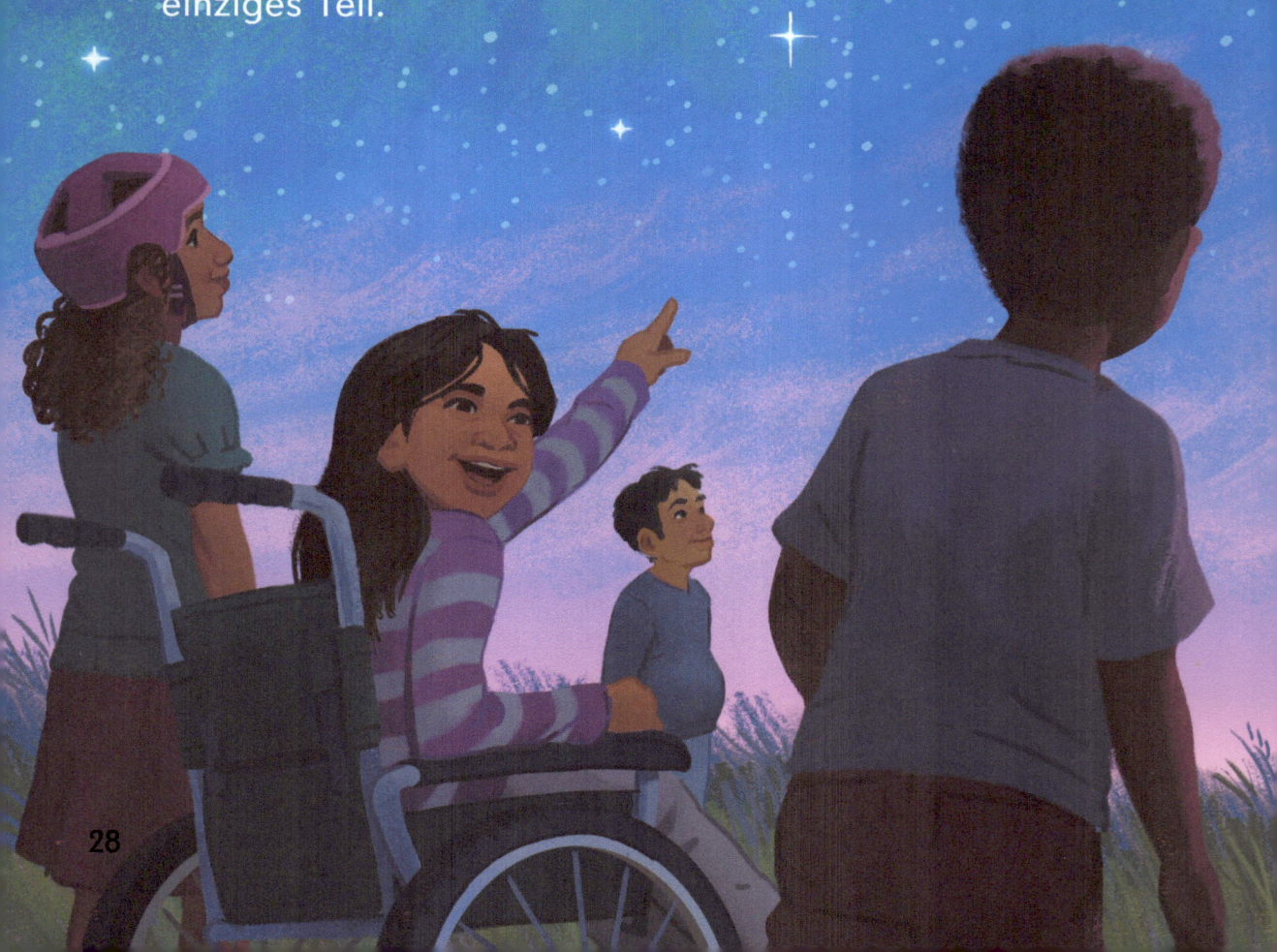

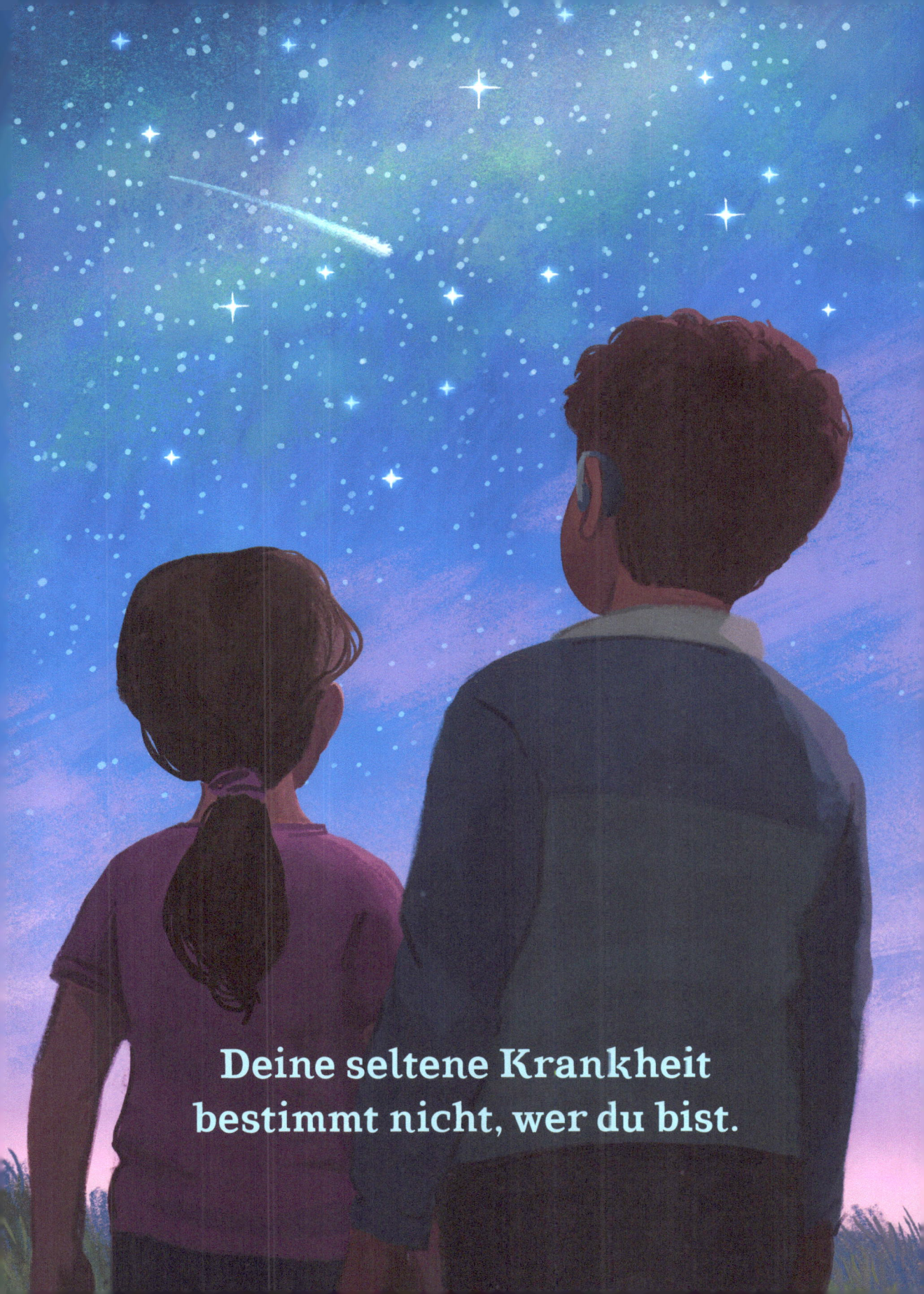

Deine seltene Krankheit
bestimmt nicht, wer du bist.

Das Leben mit einer seltenen Krankheit ist vielleicht nicht ganz einfach, aber wenn wir beharrlich sind und nicht aufgeben, können wir viel aus unserer seltenen Krankheit fürs Leben lernen.

**Wir alle haben eine ganz bestimmte Aufgabe auf dieser Welt, und unsere seltene Krankheit kann eine wichtige Rolle dabei spielen, dass wir zu den AUSSERGEWÖHNLICHEN Menschen werden, die wir sein sollten.**

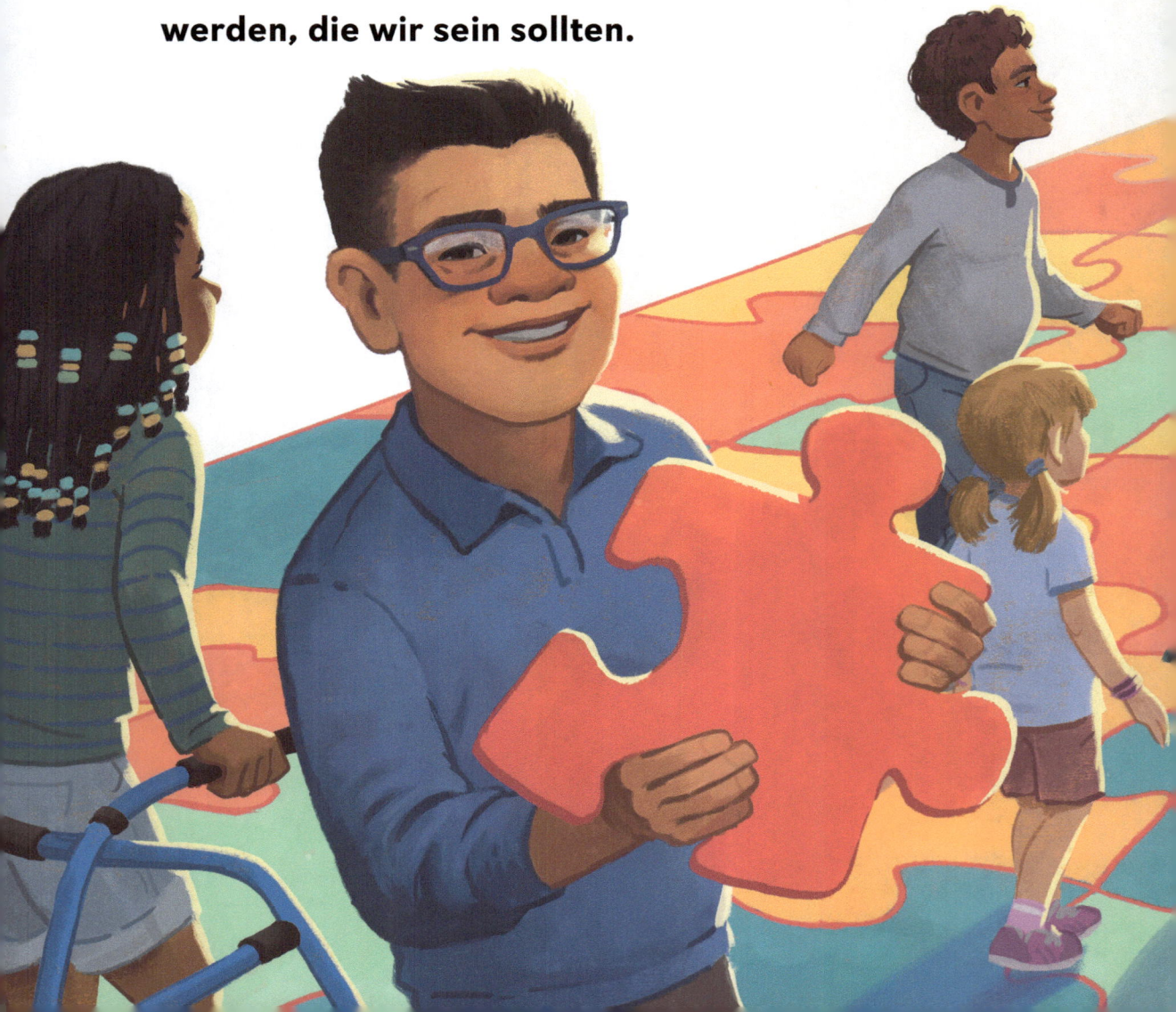

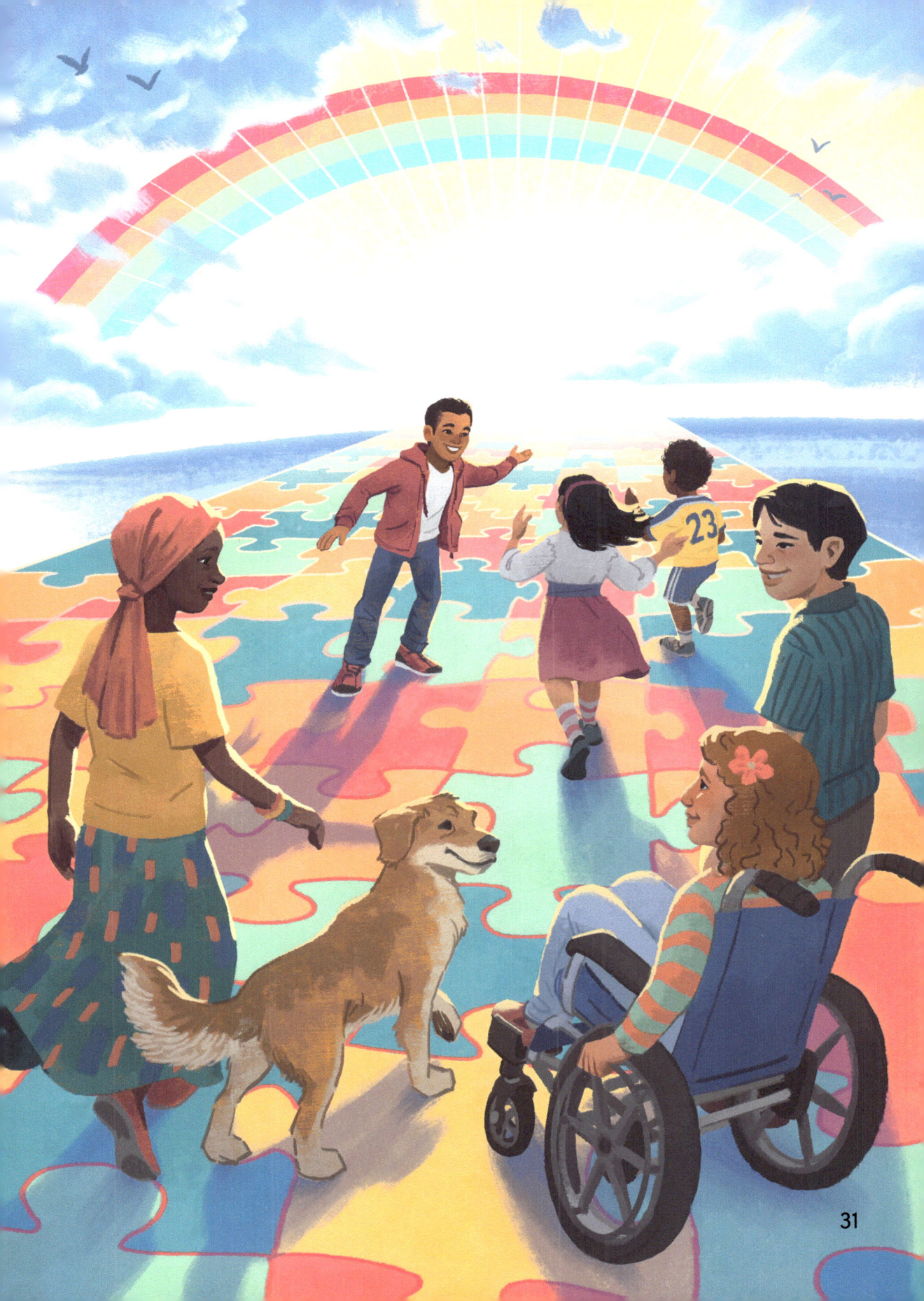

# Über die Autoren

**Evren und Kara Ayik** haben nach Evrens Abschluss von der High School dieses Buch geschrieben, um Kindern mit seltenen Krankheiten Mut zu geben.

Evrens Engagement für Menschen mit ASMD begann im Jahr 2017, als er dazu eingeladen wurde, vor der FDA in Maryland zu sprechen. Danach sprach er vor verschiedenen Gruppen in verschiedenen US-Staaten über sein Leben mit ASMD, um das Bewusstsein für seltene Krankheiten zu schaffen und Unterstützung für die Behandlungsmöglichkeiten zu erhalten. Im Jahr 2019 qualifizierte er sich bei den Pfadfindern für den Rang des „Eagle Scout" und war ein „California Boy's State"-Beauftragter in Sacramento, Kalifornien. Evren wurde auch mit dem renommierten Preis „TORCH Award" für seine Fürsprachearbeit für seltene Krankheiten von Sanofi Genzyme ausgezeichnet. Er möchte Sonderschullehrer werden und studiert derzeit an der California State University in Fresno, Kalifornien.

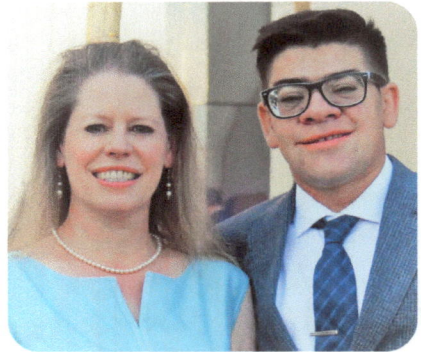

Seine Mutter Kara arbeitet bereits seit mehr als zwanzig Jahren als Pädagogin und ist der Meinung, dass Kinder einen wahren Selbstwert und Werte im Leben benötigen, um die verschiedenen Lebensstadien bewältigen zu können. Ihre größte Freude und ihr ganzer Stolz im Leben sind ihre Söhne Evren und Erol. Mehr als alles andere wollen Evren und Kara allerdings Mitgefühl und Respekt für Kinder mit seltenen Krankheiten und besonderen Bedürfnissen schaffen.

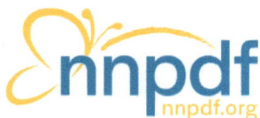

**Mehr Informationen zu ASMD finden Sie auf der Website National Niemann Pick Disease Foundation's unter www.nnpdf.org**

**Ian Dale** erforscht immer neue Möglichkeiten, wie visuelle Kunst die Geschichten der „weniger Sichtbaren" unter uns illustrieren kann. Er zeichnet häufig Illustrationen für gemeinnützige und religiöse Organisationen und Herausgeber, und seine Arbeit wird Kindern aus der ganzen Welt zugänglich gemacht. Ian lebt mit seiner Frau und seinen beiden Kindern im Süden Kaliforniens. Sie finden seine Arbeit unter www.iandale.net.

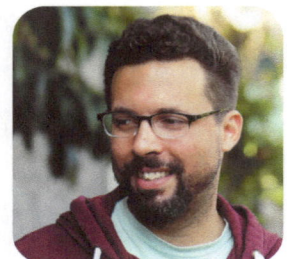

www.ingramcontent.com/pod-product-compliance
Lightning Source LLC
Chambersburg PA
CBHW061153030426
42336CB00002B/33